广东省卫生健康宣传教育中心
组织编写

# 后疫情时代

# 压力与情绪管理手册

主　审　王剑莉　郑子谦

主　编　袁荣亲

副主编　曾汇晶　容卓莹

SPM
南方传媒　广东科技出版社
全国优秀出版社
·广州·

## 图书在版编目（CIP）数据

后疫情时代压力与情绪管理手册 / 袁荣亲主编. —广州：广东科技出版社，2023.5

ISBN 978-7-5359-8045-8

Ⅰ. ①后… Ⅱ. ①袁… Ⅲ. ①公共卫生—突发事件—心理干预—手册 Ⅳ. ①R493-62

中国国家版本馆CIP数据核字（2023）第012576号

## 后疫情时代压力与情绪管理手册
Hou Yiqing Shidai Yali yu Qingxu Guanli Shouce

出 版 人：严奉强
策　　划：王　蕾　严奉强
项目统筹：刘　耕
责任编辑：张　芳　刘晋君　彭逸伦　刘　耕
装帧设计：友间文化
插　　图：徐晓琪　黄锐翔
责任校对：李云柯
责任印制：彭海波
出版发行：广东科技出版社
　　　　　（广州市环市东路水荫路11号　邮政编码：510075）
销售热线：020-37607413
http://www.gdstp.com.cn
E-mail：gdkjbw@nfcb.com.cn
经　　销：广东新华发行集团股份有限公司
印　　刷：广州市彩源印刷有限公司
　　　　　（广州市黄埔区百合三路8号　邮政编码：510700）
规　　格：889 mm×1 194 mm　1/32　印张3.5　字数70千
版　　次：2023年5月第1版
　　　　　2023年5月第1次印刷
定　　价：29.80元

# 序 言

　　随着国内的防疫政策从动态清零过渡到"乙类乙管"，我们进入了与新型冠状病毒（简称"新冠病毒"）共存的后疫情时代。三年疫情几乎影响了人类生活的方方面面，物流不畅、社交隔离、病毒传播的不安全环境、频繁的负面消息、工作和生活秩序被打乱……疫情重挫我们生存的安全感、人际的信任感和对未来的希望感。新冠病毒的高传播性、高致病性和变异性给我们的生命安全带来巨大的威胁，让我们在没有战争和饥饿的年代感受到生命的脆弱。新冠病毒不仅威胁我们的身体健康，也威胁我们的社会关系，人与人之间出现了社交危机。由于防疫的需要，人们活在口罩背后、"宅"在家中，人际交往减少，导致人际关系脆弱。医务工作者和社区工作者等一线抗疫工作者由于长时间的高强度工作导致精神紧张，出现职业耗竭，容易出现刻板、无差别地对待服务对象等现象，也会影响到人际的信任和对组织的信任。隔离、封控导致生活、学习、工作节奏被打乱。病毒的反复变异、经济的下滑、学业中断、情感危机等因素让人们对未来缺乏信心。

灾难过后的修复重建需要一定的时间。新冠疫情也是如此，疫情让人们的安全感、信任感和希望感降低，焦虑、抑郁的发病率增加了，自杀率增加了，数亿人出现睡眠障碍。陆林院士认为新冠疫情对人类的心理影响将会持续多年。

经历三年疫情，人们的价值观也会出现变化，对健康尤其是心理精神健康更加重视，对生活的质量有更高的追求，对生命的目标和价值有新的思考，会从物化的人变为心灵化的人。这些变化容易让人们产生压力和情绪的困扰。加强心理压力和情绪的管理，能让我们在疫情后获得成长。

本书旨在通过压力的理解和识别、应对压力的技巧等内容，帮助大家更好地进行压力与情绪管理，顺利走出新冠疫情的阴霾，发现、感受和创造幸福生活。

# 目录
Contents

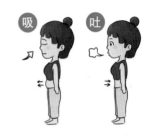

吸　吐

**03 压力与情绪管理策略**

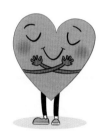

**参考文献**

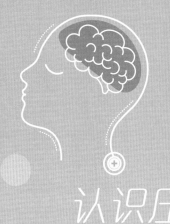

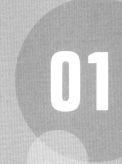

# 认识压力

01

2020年新型冠状病毒在全球的大流行，给人们的生活扔下了一个"重磅炸弹"；生活、工作和学习的平衡与秩序被打破，人们的信念遭受着强烈的冲击。过去我们认为生活中大多数时间自己都是安全的，未来是充满希望的，生活是有计划、可安排的。但疫情却将其颠覆：不敢出门、反复消毒、害怕感染、工作、生活常常受到冲击，收入下降，恐惧、怀疑、焦虑、不信任、愤怒、抑郁等痛苦感受如影随形。

2022年9月世界卫生组织总干事谭德塞说："我们正处于结束这一流行病的最佳时期。我们还没有走到结束疫情的那一步，但胜利在望。"这意味着新冠病毒将会与人类共存，我们将进入后疫情时代。但疫情给我们带来的创伤不会立即痊愈，我们对生活质量的更高追求则会面临新的压力与挑战。如何在后疫情时代的压力和挑战下活得更好，这就需要我们掌握驾驭压力与情绪的能力。

本章我们将围绕后疫情时代的压力特点，从心理学角度去认识压力，帮助我们"知己知彼"，从而更好地应对压力，重启幸福人生。

# ① 我们在追寻什么?

疫情期间, "人活着的目的是什么?" "人为什么活着?"这类问题可能常常困扰着我们。有些人认为活着就是为了快乐、为了金钱、为了成功。但是,这些答案并不能让人感到满意。关于人生的目标,一直都是人类探索的主题,希腊哲学家亚里士多德(Aristotle)认为,人生的终极目标就是幸福。

什么是幸福呢?假设你是一个20岁出头在职场打拼的人,你觉得要达到什么条件才会感到幸福?积极心理学之父马丁·塞利格曼(Martin Seligman)提出一个PERMA的幸福公式,认为幸福就是积极情绪、投入、人际关系、意义与成就。

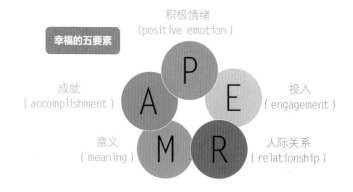

◆你在生活中愉悦、正向的情绪感受越多,那么你比消极情绪体验多的人越感觉到幸福。

◆你能全神贯注参与某些事情,那么你将比无法专注投入的人幸福。

◆你拥有和谐、满意的人际关系，那么你将比经常与别人发生冲突、经常发怨言的人幸福。

◆你对生活充满希望，并为他人、为社会创造价值，那么你将比认为自己一无是处的人幸福。

◆你有明确的目标并不断践行达成，那么你将比不知道自己要什么的人幸福。

我们也可以简单地理解为：幸福就是有意义的快乐。人生就是一段幸福的旅程，幸福是这个旅程的目标，我们要在人生旅途中感受到幸福，这才是真正的人生。

但是在疫情期间或在其他充满压力的时候，我们更多感受到的是恐惧、愤怒、焦虑、抑郁的痛苦，无法专注于应该做的事情，常常产生误解和冲突，工作效率低下，常发生失误或遭遇失败，感受到空虚、无聊、存在无意义……因此，压力和情绪障碍会使我们偏离人生目标，并使我们处于幸福力不足的不幸福状态。

## 2 疫情给我们的生活信念带来了哪些冲击？

人在面对威胁的危险状态下，根据以往的知识和经验产生的思维、情绪和行为都是自动反应。而在此状态下，人们容易出现灾难化、以偏概全、绝对化的非理性认知，无法理性客观地观察周遭的环境，从而导致情绪失控和行为过度。

新冠病毒的高传染性、高致病性，让人们感到巨大的生命威胁。为了阻止病毒的传播和扩散，采取封控、隔离等严

3

格措施，又让人们失去安全感和控制感，从而出现紧张、焦虑、恐慌、愤怒等情绪。

长达三年的疫情，让人们处于长时间的应激状态中。为了防止病毒传播，在严格的封控隔离措施之下，人们不能自由外出，生活、学习和工作皆被影响。在约束和被约束的过程中，容易产生不理解，容易产生冲突，也容易导致人们出现煎熬感，出现郁闷、烦躁、愤怒等情绪。长时间的忍耐最终会导致精神耗竭，煎熬耗损，出现无聊、无用、无助、无望的情绪状态。

疫情导致安全感、信任感、希望感降低。

◆安全感——病毒感染的危险，给健康和生命带来威胁。

◆信任感——封控、隔离导致对他人和组织缺乏信任。

◆希望感——长时间的防疫抗疫，偏离了生活的正常轨道，感到无助、无望。

## ③ 压力是什么？

压力是机体在内外环境作用下，感受到的要求与能力不平衡所引起的身心紧张状态。压力涵盖引发压力反应的压力源和当事人对压力源的看法，如果当事人认为压力源会带来威胁，就有可能引发各种情绪和行为的反应。压力源包括战争、地震、瘟疫等致命性威胁，也包括自尊受损，需求未能得到满足等在现代生活中时常出现的各种情境。

不顺心之事十有八九，人在生存过程中，无时无刻不感受到压力的存在。个体的成长就是不断地在"要求—满足—新的要求—满足"的循环中提升自己。如果我们未能很好地释放和调节压力,心理压力就会像滚雪球一样越滚越大、越滚越沉。当出现压力时,个体常有各种负面的情绪感受,压力越大,形成的负面情绪越强烈,心里越紧张,就越容易出现忧郁、痛苦、惊慌、愤怒等不良情绪。

## 4 压力是如何产生的?

### ☺ 情绪 ABC 理论

就像前面提到的,我们的认知在压力产生的过程中起到了重要作用。美国心理学家埃利斯(Ellis)认为,引起人们情绪困扰的并不是发生的事情,而是人们对这件事的态度和看法。

他提出了著名的情绪ABC理论:我们对刺激事件A(activating event)的认知B(belief),导致我们的情绪和行为反应C(consequence)。同样,我们对压力源的理解和看法,决定了我们感受到的情绪和行为反应。不合理的认知容易让我们感到过重的压力,导致难以理性地解决生活中的问题。所以,压力管理的关键是学习如何调整自己的认知。

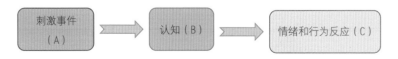

刺激事件(A) → 认知(B) → 情绪和行为反应(C)

## 5 后疫情时代为何人类面临的压力困扰更明显？

疫情过后，虽然防控方案调整了，但人们遭受冲击的信念仍需要逐步重建。在后疫情时代，人们将与病毒共存。这个阶段我们需要重新建立对于生存的认知，对于病毒的认知，对于安全的认知，以及对于自我及自我价值的认知。防疫抗疫将不再是生活的中心，我们将回归对更好生活的追求，而更高的要求就会带来更多的压力。

美国著名社会心理学家亚伯拉罕·马斯洛（Abraham H. Maslow）曾提出需求层次理论，他认为我们生活的需求由五个层次组成，当较低层次的需求得到满足时，人们就会开始追寻更高层次的需求。

而最低层次的生理需求，包括食物、空气、睡眠等，这

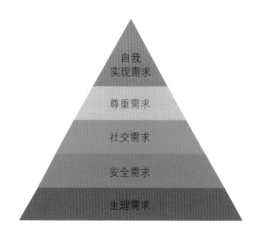

自我
实现需求

尊重需求

社交需求

安全需求

生理需求

些在现代社会是较易获得的，所以我们通常会追求更高的层次，比如安全、社交、尊重等。虽然疫情渐渐过去，但它对人们安全感、信任感和希望感的冲击，与我们对高层次需求的追求产生了矛盾，因此我们也会感到更多的困惑和压力。

## ⑥ 压力和情绪给我们带来了什么？

谈到压力与情绪，许多人会联想到它们所带来的负面影响和体验。其实，它们带来的并非都是坏的。我们发现，生活中，有些人在压力与负面情绪之下，反而激发出了更好的状态。

### ☺ 压力的"双刃剑"

压力和我们生活的动力、工作的效率等并不是此消彼长的。压力水平和我们的个人状态呈现"倒U形"曲线关系：当压力过低时，我们在工作或生活中容易缺乏动力，导致行动力不足；当压力过高时，容易陷入疲倦与耗竭状态中；而如果

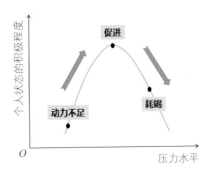

我们对压力的认知是相对合理的，对感受到的压力就会正确应对，这有利于我们保持良好的状态，提高生活和工作的效率。

### ☺ 情绪是一个信使，并无好坏之分

情绪就像一个信使，敲开了我们的门，带着使命来到我们身边，向我们传递当下的状态：喜或忧，积极或消极。

情绪无好坏之分，就算是消极情绪，同样具有积极的意义。

◆焦虑，提醒我们当下能力或资源不足，无法很好地应对未来的不确定性。

◆抑郁，提醒我们当下对自我有过多的怀疑与否定。

◆愤怒，提醒我们尊严受到"威胁"，未被合理重视或认可。

◆无聊，提醒我们当下可能缺乏目标和意义。

◆恐惧，提醒我们当下可能正在遭受威胁。

### 7 幸福心理学是如何看待压力的？

提出"压力"一词的内分泌生理学家汉斯·塞利（Hans Selye）说过："我不能也不应该消灭我的压力，而仅可以教会自己去享受它。"多年来很多心理学家也在致力于压力方面的研究，从不同的角度帮助人们去认识压力。他们发现，一个不幸福的人与一个有压力的人的症状是相似的，当我们幸福力不足的时候，就容易产生压力体验。

积极心理学家致力于从压力的相反面进行探索，研究人类的积极品质，发掘人的潜能和力量。压力管理不仅仅是要解决消极的部分，还应该发掘积极的力量，通过幸福力的提升让人们获得幸福感。

后疫情时代，我们的任务是从精神创伤后的心理影响中恢复过来，并逐渐达成创伤后的心理成长。学习压力管理的过程，也是提升自我幸福力的过程。我们可以在各项练习中提升自己的心理健康能力，重返幸福之旅！

## ⑧ 如何看待后疫情时代的压力与情绪管理？

### ☺ 压力与情绪是可以早期识别的

人们通常会定期到医院体检，通过各项指标的检查来了解自己的健康状况，防患于未然，而不是等到有明显的病症再去医院检查。与对健康的管理相似，压力与情绪也可以在早期通过一些评估方法进行简单的识别，从而更好地在早期对自己的压力与情绪加以管理。

### ☺ 压力与情绪是可以进行管理的

我们要坚定这样一个信念——我们是能够对压力与情绪进行管理的。压力与情绪的产生过程，包含了压力源（即压力事件）、对压力源的认知和我们的情绪与行为反应。因此我们可以从这三个方面着手进行压力与情绪管理。

◆通过压力源的消除来减轻压力。比如在工作的交付日期到来前，我们通常会感到压力，而一旦这项工作结束，它带来的压力也会慢慢消失。然而，生活中的很多压力源是无法被消除的，包括一些自然灾害、疾病、事故，以及这次的新冠疫情等。

◆通过改变认知来减轻压力。我们的认知导致了我们的情绪和行为反应，当认知改变了，我们的压力反应自然也会改变。比如在疫情初期，我们认为新冠病毒非常危险，所以必须采取严格的防控措施；而随着疫情发展，病毒的危害减弱，防控政策也逐渐调整，若我们仍认为病毒是致命的，我们就会感到极大的压力。事实上，我们才是自己想法的主人，我们完全能够通过提升对病毒的认知，改善压力反应，恢复自身与外部世界的和谐状态。

◆通过直接改变行为或反应减轻压力。在感到压力的当下，我们会出现一些生理上的反应，如呼吸急促、心跳加快、肌肉紧绷等，特定的训练能够改善这些症状，也有助于我们转变对压力的不合理认知，达到管理压力的效果。

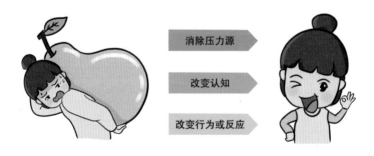

消除压力源

改变认知

改变行为或反应

## ☺ 压力管理的核心是接纳和改变

压力与情绪管理的目的，其实并不是要把压力完全消除，适度的压力对我们的生活与工作是有利的。许多现实生活中的压力源我们是难以消除的。压力管理真正的核心，是觉察和接纳压力，并在此基础上做出改变，调整我们与压力的关系。在后疫情时代，我们要学会的是与病毒共存，与压力"共舞"。

## ⓠ 后疫情时代为什么要进行压力管理？

### ☺ 疫情对心理的影响将持续多年

从疫情发生到后疫情时代的演变过程，也是我们应对压力演变的过程。新冠的大流行是百年一遇的，它给每个人带来的心理影响远远不止过去的3年，我们的信任感、安全感、希望感都因此受到了冲击。除了身体层面的后遗症，疫情的影响更体现在心理层面上。"阳康"后的疲劳、焦虑、效率低下、睡眠问题、"脑雾"症状等，都与我们的心理因素息息相关。

### ☺ 只有实现心理重建，才能真正度过危机

我们内心安定的信念，在维持生活的平衡中起到了关键的作用。而疫情的到来动摇了我们的信念，打破了这一平衡，使我们偏离了追寻幸福生活的目标。

因此，学习如何对压力进行管理，可以帮助我们在变化中重新建立平衡，实现心理重建，度过这段危机。

本书第3章、第4章将重点介绍如何提升压力与情绪管理的能力。在阅读本书的过程中，请大家根据操作指导进行练习。坚持反复训练，能帮助我们成功掌握各项压力与情绪管理的方法，提升应对压力和不良情绪的能力。

不管天气变得多糟糕

太阳一定会出现的

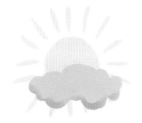

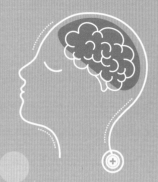

# 02

# 觉察与识别压力

　　进行压力管理的第一步，是要学习如何觉察和识别压力的信号，以便更好地监测压力状态。就好比当一个人发现自己的体温到了39℃，他会知道自己发烧了，于是就会去看病、吃药，降低体温，让身体恢复健康。体温的变化，就是一个生理变化的信号，提醒我们去关注自己的身体健康。

　　压力的到来，同样会有一些征兆，它会通过我们的生理、情绪、行为、认知等向我们发出信号，传递当下所处的状态等信息。当然，当你发现自己出现了一些"症状"，不用过分紧张，这也许是一个好现象，因为有时候，无法感知"威胁"，可能比"威胁"本身对我们的影响更大！一般情况下，轻度的压力反应不会影响我们的正常生活。

## ① 压力的征兆：你的身体告诉你

处于压力之中时，很多人的身体会有一些不舒适的感觉：呼吸急促，心跳加快；彻夜难眠，噩梦不断；肠胃不适，频繁上厕所；胃口变差；肌肉紧张，全身酸痛……

这些都是压力之下我们常见的生理反应，每个人的表现可能会有所差异。当我们的大脑识别到威胁时，为了生存就会调动身体的资源去应对，这个时候身体各个系统被调动，会出现一些"不寻常"的表现来提醒我们。

很多时候，身体发出的一些"小信号"，容易被我们忽

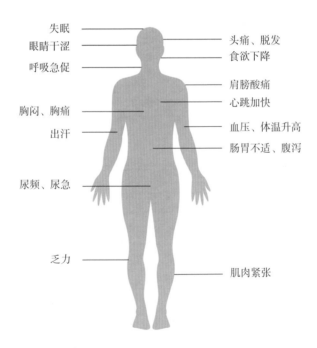

失眠
眼睛干涩
呼吸急促

头痛、脱发
食欲下降

肩膀酸痛
心跳加快

胸闷、胸痛
出汗

血压、体温升高
肠胃不适、腹泻

尿频、尿急

乏力

肌肉紧张

视。长期处于压力状态，我们身体的免疫力会下降，甚至会发展成疾病，如心血管疾病、高血压病、皮肤湿疹、过敏、脱发、溃疡、心肌梗死等，这将直接危及我们的健康。

| 一些与压力相关的生理症状 | |
| --- | --- |
| 运动系统 | 肌肉紧张、酸痛、收缩、僵硬…… |
| 循环系统 | 心慌、心跳加快…… |
| 呼吸系统 | 气促、呼吸困难…… |
| 消化系统 | 腹胀、腹泻、便秘、胃痛、溃疡、食量增加、肥胖…… |
| 泌尿系统 | 尿频、尿急…… |
| 免疫系统 | 频繁感冒、过敏、疱疹…… |
| 神经系统 | 精神恍惚、紧张性头痛、头晕、坐立不安…… |
| 睡眠 | 失眠、入睡困难、易醒、多梦、睡眠时间长但无法恢复精力…… |
| 皮肤和头发 | 体温下降/上升、鸡皮疙瘩、脱发、湿疹、牛皮癣、皮炎…… |
| 内分泌系统 | 月经不调、性欲降低…… |

## ② 压力的征兆：你的想法告诉你

有时候我们会被自己的一些想法困扰，无法集中注意力、心不在焉、记忆力下降、健忘、爱钻牛角尖、遇事想法消极、容易自责……

这个时候就需要注意了，压力已经在影响你的认知了！压力之下，我们的认知常常会发生一些改变。

| 一些与压力相关的认知症状 |
| --- |
| 注意力减退、记忆力下降、健忘、态度消极、思维方式消极，遇事总往坏处想、自卑、自责、爱钻牛角尖、判断力与决策力下降、经常犹豫不决…… |

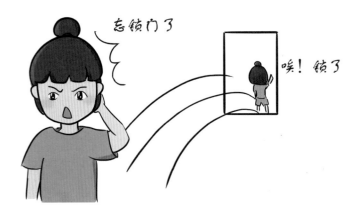

当我们对事物产生非理性认知时，会很容易陷入压力中。如果长时间陷入负性的认知里，会令我们形成负性的自动化思维，从而影响我们的认知方式。

我们对于事物不合理的解释和评价，有三个典型的特征。

◆绝对化要求：认为某一事物必定会发生或必定不会发生。如：我一定要获得成功！

◆过分概况化：一种以偏概全的思维，常以一件或几件事来评价自我或他人的整体价值。如：我这次期中考试没考好，我真笨，真是一无是处！

◆糟糕至极：把事情的后果想象得非常糟糕，甚至想象成灾难性的。如：我在这次公司岗位竞聘中没有被选上，我的职业生涯要毁在这里了！

### 3 压力的征兆：你的行为告诉你

压力之下，有人开始抽烟、酗酒；有人失眠，久睡都无法恢复精力；有人经常与别人发生争吵；有人工作中经常出错；有人回避与他人交往……通常在压力状态下我们的行为会出现一些改变。

| 一些与压力相关的行为症状 | |
| --- | --- |
| 人际交往行为 | 与他人冲突变多、孤僻、减少或回避与他人交往、容不下别人、与同事及家庭成员间关系紧张…… |
| 生活习惯发生改变 | 开始抽烟、酗酒，减少或停止体育锻炼…… |
| 逃避家庭或工作 | 不想回家、迟到、早退、旷工、离职…… |
| 效率改变 | 工作和学习中容易出错、效率下降…… |
| 重复动作 | 反复洗手、反复检查…… |
| 多动 | 坐立不安、小动作变多…… |
| 决策能力改变 | 无法做决定，行动力下降…… |
| 攻击性行为 | 摔东西、打人、自伤，甚至是自杀…… |

行为上的改变往往会直接影响我们的生活，甚至导致糟糕的结果。

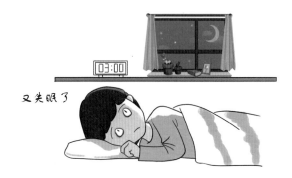

又失眠了

## ④ 压力的征兆：你的情绪告诉你

情绪往往是最容易被我们感知到的，压力来临时通常伴随着一些消极的情绪体验。短期的负面情绪体验和情绪变化是正常的，但如果长期有以下的情绪症状，则需要引起我们重视。

| 一些与压力相关的情绪症状 | |
| --- | --- |
| 焦虑 | 容易紧张、对未来感到担忧…… |
| 抑郁 | 认为自己无能、否定自我…… |
| 愤怒 | 未被认可、尊严受到威胁、容易生气、易激惹…… |
| 恐惧 | 对未知感到担忧、感受到威胁…… |
| 猜疑 | 不信任他人…… |
| 内疚自责 | 违背了自己的目标…… |
| 悲伤 | 发生情感问题或看不到希望导致的负面情绪…… |
| 其他 | 情绪起伏大、负面情绪体验增多…… |

情绪无好坏之分，消极情绪也具有积极意义。恐惧能提高我们的警觉性，焦虑能激发我们的动机，抑郁情绪是提醒我们进行自我肯定与关照的警钟，看到情绪传递的信息，能让我们更好地与情绪共处，从而获得积极的应对策略。

## 5 自我筛查：压力情绪自评表

正如我们可以通过体温、心率等生理指标监测我们的健康状态，我们同样可以通过观察、采用辅助工具，或寻求专业人员的帮助来识别自己压力的程度。

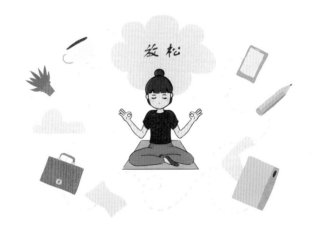

### ☺ 压力情绪自评

◆ 自测指导。本测试适用于成年人。请仔细阅读以下每道问题，并根据过去一周的情况，选择最符合你情况的选项。请根据实际情况选择，答案没有对错之分。

| 题目 | | 符合程度 | | |
|---|---|---|---|---|
| 我总是觉得烦躁，难以平静 | 0 | 1 | 2 | 3 |
| 我经常感到疲惫，似乎消耗了很多精力 | 0 | 1 | 2 | 3 |
| 我会因为一些小事生气 | 0 | 1 | 2 | 3 |
| 我经常感到紧张，很难放松自己 | 0 | 1 | 2 | 3 |
| 我不能容忍任何影响我正常工作的事情 | 0 | 1 | 2 | 3 |
| 我对很多事情都会反应过激 | 0 | 1 | 2 | 3 |
| 我感到忐忑不安 | 0 | 1 | 2 | 3 |

符合程度：0为不符合；1为有时符合；2为常常符合；3为总是符合。

◆测测你的压力指数。

将你选择的全部选项数值相加，再乘以2，就能得出你现在的压力指数。

| 分值 | 压力指数 |
|---|---|
| 0~14分 | 压力较小 |
| 15~18分 | 轻度压力 |
| 19~25分 | 中度压力 |
| 26~33分 | 重度压力 |
| 34分及以上 | 严重压力 |

切记，任何的心理测评只能作为评估参考，不能成为诊断依据！如果你在自测后对结果感到担忧，应前往专业机构，由专业人士帮助你进行评估。

## 6 哪些人容易受压力影响?

压力来临时,不同人的反应不一样,受到影响的程度也会有差异,有些人群会更容易受压力影响。

◆ 资源比较少的群体。当压力事件发生时,他们能够利用的资源或自身能力比较有限,比如:

青少年,其人生阅历较浅,身心发展尚未成熟,容易受到外界影响。

老年人,身体机能下降,尤其面临健康方面的威胁时,容易感到有压力。

◆ 遭遇变化比较多的群体。我们的压力离不开压力源,当压力源较多时,则更容易受到影响。比如:

确诊身心疾病的患者,疾病直接威胁其健康,甚至是生命。

生活发生了一些重大变故的人,如失去亲人、遭遇灾难、离婚等。

◆ 面临人生重大决策的群体。这些决策往往会影响到个人的前途发展,比如:

面临职场的重要晋升考核的人,搬到另一个城市生活的人,参加中考、高考的学生等。

◆ 特殊工作岗位群体。因为职业性质,某些岗位的压力也是长期存在的,比如:

警察,工作性质需要直接面对冲突甚至危险。

医务人员，要面对值班、医患纠纷等。

如果我们符合以上群体的一些特征，也不用慌张，可以学习本书中第3章、第4章介绍的压力与情绪管理的方法，通过一些自助练习去提升应对压力和不良情绪的能力。

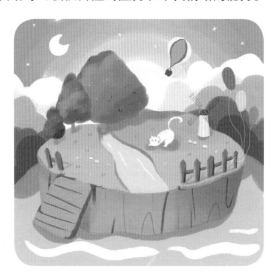

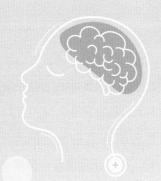

**03**

# 压力与情绪管理策略

　　如果把压力比作一场暴风雨，当它降临时，有人被淋得狼狈不堪，有人选择在屋檐下躲雨，有人"全副武装"在雨中从容前行……当人们处于压力的风暴之中时，如果手上有一些好用的"工具"，往往能帮助人们更好地应对风暴。

　　本章将介绍一些实用的压力管理策略，整合多元心理疗法的理念，提供切实的操作方法和建议，帮助你在压力下进行心理自助。

# 觉察与接纳策略

在经历压力事件时，我们常常容易沉浸在自己的想法里：头脑混乱、懊悔过去、担心未来。有时还会出现一些身体上的反应，比如头痛、胸闷、胃痛等，这时你将很难投入到当下的生活中。

减轻压力影响的第一步，就是感受和觉察。

## 1 正念减压练习：当下的力量

你有没有这样的体验：每次感到烦躁时，都会不由自主地做出一些行动来摆脱烦躁的感觉，可能会来回走动、忍不住发脾气、责怪别人或自己……事后回想，发现这些举动不仅不能减轻烦躁，反而加重了不适的感受，于是告诉自己下次不能这样了，但下一次感到烦躁时还是会做出同样的举动。这就是我们的自动反应，也叫自动导航。就像开车上班，不管重复设定多少次相同的目的地，导航规划的路线几乎是不变的。

在这时，我们需要的不是一直重复无用行为，而是需要停下来观察到底发生了什么，觉察烦躁的感受。这种感受是怎样的？它会如何影响我？它表达了怎样的需求？这就是正念疗法中的觉察技术，是压力管理的基本技巧之一。

利用正念减压练习，觉察到自己的想法和情绪，不带评判地观察它们。这样的练习能让我们把目光转移回当下，更加了解自己的感受和想法。

你可以每天抽出5~20分钟进行以下的正念减压练习。

😊 **操作步骤**

❶选择一个舒适、安全、不被打扰的环境，找到一个舒服的姿势坐下或躺下，可以闭上双眼，但要保持清醒。

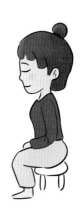

❷将注意力转移到你的呼吸上，保持正常的、自然的呼吸。再将焦点放到腹部，去感受每次吸气时腹部的扩张感和呼气时的收缩感。专注于每一次呼吸的吸入和呼出，仔细观察每次呼吸的出现和消失。

❸缓缓地将注意力转移到对情绪的探索中，去探究各种情绪、想法或身体的感觉。关注那些让你不舒服的情绪，允许自己去认同身心对这些情绪的感受，不带分析或评判。

❹如果你发现，在这些感受中有一部分的想法、情绪和记忆，引起了你不愉快的感受，不妨尝试接纳它们，这样能削弱它们的力量。

❺想象自己是一片天空，内心的情绪和想法就像天气，无论是晴天还是暴雨，终究都会过去，天空本身不会被改变。任由想法自由发展，你只需体验它们的出现和消失就好。

❻当你做到无论内心有怎样的想法出现，都能平静地接

受，并给予它们空间时，你就能够和流动的心灵共处。

❼把注意力从心理活动转回呼吸，在呼吸时感受你的身体随着吸气而微微上升，再随着呼气而缓缓下降，感受到你的身体是一个完整、独立的整体。最后，在平和的心境中完成本次练习。

## ② 拥抱"内在小孩"：关爱自己

对于不适和压力，我们的第一反应通常都是想办法去摆脱它们。但经常事与愿违，我们越努力地想摆脱，压力带给我们的负面感受往往越多。

其实，我们感受到的压力和其他情绪反应，来源于每个人内心居住的一位"内在小孩"。在成长的过程中，我们那些没有得到满足的心理需求，都被"内在小孩"保存了下来。长大后，当遇到跟这些遗憾相似的事情，"内在小孩"的记忆被唤起，就会让我们感受到压力、悲伤、不安、愤怒……

当然，作为成年人，我们已经具备了关爱自己"内在小孩"的能力。尝试与自己的"内在小孩"对话，拥抱、照顾自己的"内在小孩"，与"他"共同成长。

### ☺ 操作步骤

❶深呼吸，将注意力集中在呼吸上，让自己与身体联结，尝试让自己放松。

❷觉察自己的情绪，对自己轻轻地说"我知道这是焦虑/

恐惧/愤怒/抑郁……的感觉",想象这种感觉就是你的"内在小孩"在呼唤。

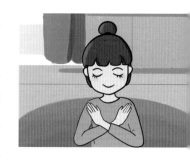

❸进行全身"扫描",当你有以上感觉时,身体哪个部位最不舒服,哪里就是"内在小孩"所在的位置。想象"内在小孩"由于受到威胁,正在通过焦虑、恐惧等感觉向你发出求助。用你的手轻轻地抚摸这个部位,就好像小时候妈妈对我们的爱抚。

❹在内心默默地对"内在小孩"说以下四句话:

◆对不起。

◆请原谅我一直忽略了你的感受。

◆谢谢你,你没有放弃,一直都用焦虑/恐惧/愤怒/抑郁……的感觉来提醒我。

◆我爱你,你是我的一部分。

通过这四句话,让我们和自己和解。

❺再次进行全身"扫描",重新觉察身体感受,重复以上过程,直到情绪稳定,接纳自己。

### ❸ 描述情绪技术:准确地说出你的情绪

情绪就像我们与生俱来的"魔法"能力。有效使用"魔法"的前提,是要了解它是什么,怎样发生的,有怎样的效果。掌握描述情绪的技巧,对自己的情绪有更清晰的了解,你才能得心应手地驾驭这项"魔法"。

## ☺ 操作步骤

❶描述情绪的类型：通过问询的方式准确地了解自己当下的情绪体验。

◆你现在有哪些情绪体验？例：焦虑、担忧、愤怒……

◆你现在最主要的情绪体验是什么？例：愤怒……

❷描述你对触发情绪的事件/情境的解释。

◆对于触发你情绪的事件/情境，你是如何解释它的？

例如，情境：在一次职场的竞聘中，你失败了，你感觉到非常愤怒。

你的解释：我职业发展重要目标的实现受到了阻碍，我的价值未被领导认同。

❸描述生理变化与体验：当前的情绪体验给你带来了哪些生理症状？

◆你可以对着镜子观察自己的状态，进行客观描述。

例：表情僵硬、流泪、眉头紧锁、咬牙切齿、脸发烫、坐立不安、来回踱步……

❹描述表达与行动。

◆对你采取的行动或表达进行描述。

例：我对于未竞聘上目标岗位感到愤怒，我跟好友抱怨了这件事，回到家摔了桌上的杯子，晚上没有进食，朋友邀约出去聚会我也拒绝了。

❺描述情绪对你的后续影响。

◆这些情绪对你之后产生了什么影响？

例：我竞聘失败后，一看到竞选上的同事就会回想起当时的情景，遇到一些小事就容易发火，工作中还总是会挑别人的刺。

❻说出"我知道，这是焦虑/愤怒/抑郁……的感觉"。

## ❹ 外化技术：与问题分离

面对生活中的难题时，许多人都会将问题归因于自己："这些问题都是我造成的。"这是正常的、有责任心的想法，但这种想法会让我们感到挫败、内疚。这个时候，外化技术的练习能够帮助我们将个人和问题分开——问题只是个人正在遭受的挑战，跟人本身无关，我们可以将自己从问题中抽离出来。

外化技术是叙事心理疗法的重点之一，我们能将问题外化，就能保持更稳定的情绪，也能更客观地解决问题。

### ☺ 操作步骤

❶确定一个近期让你感到困扰的问题。可以是实际生活中的问题，也可以是负面情绪、想法等。

❷根据自己实际的感受，为困扰你的问题起一个名字。例：疫情后，我感到焦虑不安。我将它称为"小焦"。

❸描述这个问题对你产生的影响，可以从以下几个方面进行：

◆在生活环境中受到的影响，包括在学校、家庭、工作等环境中受到的影响。例：小焦到来后，我在工作中经常出错，工作效率降低了很多。

◆对人际关系的影响，比如与亲人、朋友、同事等的关系。例：小焦到来后，朋友不能理解我，我们发生了争吵。

◆对自我认识的影响，包括对自身个性的认识、对未来的期望等。例：小焦到来后，我觉得自己很失败。

❹尝试与你的问题对话，并思考它的回答。可以采取以下的问题：

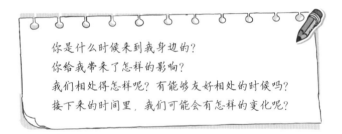

你是什么时候来到我身边的？
你给我带来了怎样的影响？
我们相处得怎样呢？有能够友好相处的时候吗？
接下来的时间里，我们可能会有怎样的变化呢？

❺将思维转移回自身的想法，思考以下的问题：

◆在刚刚与问题的对话中，我的感受是怎样的？有什么印象深刻的地方吗？

◆对于这个问题，现在的我有什么想法？

◆接下来的时间里，我将做出怎样的改变？

**温馨小提示**

外化的过程可能会比较困难，可以放慢节奏，一步一步来；保持平和的心态与自己的问题进行对话。

# 放松与稳定化策略

想象一下，当鹿在森林里遇见了狮子，鹿会不会全身绷紧，随时准备逃跑？处在压力反应下，我们的大脑有时会放大外界的威胁，让我们的身体进入警戒状态，肌肉紧张，呼吸混乱。这个时候，通过放松训练，能缓解我们的压力反应，让我们稳定下来。

## 5 放松技术：腹式呼吸放松训练

当我们处于紧张状态时，可以进行腹式呼吸放松训练，舒缓我们紧绷的身体。

**温馨小提示**

刚开始练习时，你可能会有一些不适应，感觉费力，没办法很快地进入放松状态。此时，可以结合平常呼吸的节奏，适当放慢，逐步过渡。

☺ **操作步骤**

❶训练前，请对自己身体的放松程度进行评估。

❷选择一个舒适、安全、不被打扰的环境，找到一个舒服的姿势如坐着或躺着，可以闭上双眼。

❸通过鼻腔慢慢地将空气吸入肺部，深入而绵长，同时内心从1默数到5。

❹屏住呼吸，慢慢地从1默数到5。

❺嘴巴自然张开，缓慢地把气呼出，同时慢慢从1默数到5。如果这个过程需要更多时间，就多数几个数。

❻把手放到腹部，当你吸气的时候，感受肚子慢慢地鼓起来；呼气时，感受肚子慢慢地松弛下去。

❼在一吸一呼之间，将注意力转移到你的呼吸上，让呼吸变得深沉而平和。

❽重复上述步骤，每次3~5分钟。

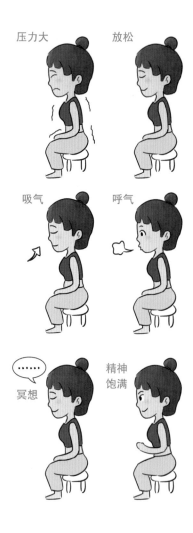

32

# ⑥ 放松技术：渐进式肌肉放松训练

这项训练能够通过肌肉渐进式的收缩练习，帮助我们放松身心。

**温馨小提示**

当身体不适或处在受伤、饥饿或饱腹的状态时请不要进行此练习。

☺ **操作步骤**

❶选择一个舒适、安全、不被打扰的环境，坐着或者躺着，可以闭上双眼。

❷进行3~5次深呼吸，用鼻子缓慢绵长地吸气，感受到腹部鼓起，慢慢地用嘴把气呼出，让呼吸保持一个平稳的节奏。

❸收紧再放松你的肌肉，先用力收紧，从头到脚每一块肌肉，数6~10秒，再放松，一紧一松之间，让我们的身体放松下来。

◆头部放松：皱起前额肌肉、眉头、鼻子、脸颊，可咬紧牙关，鼓起两腮，用力几秒之后，再卸力放松。

◆手部放松：伸出左手，紧握拳，使整个左臂变得紧张、僵硬；伸出右手，紧握拳，使整个右臂变得紧张、僵硬；伸直双臂，双手同时紧握拳，使手和臂部变得紧张；用力几秒之后，再卸力放松。

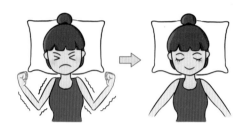

◆躯干部位放松：耸起双肩，使肩部肌肉紧绷；挺起胸部，使胸部肌肉紧绷；弓起背部，使背部肌肉紧绷；屏住呼吸，紧张腹部肌肉。坚持紧绷几秒之后，再卸力放松。

◆腿部放松：伸出左腿，左腿缓慢向前用力蹬，使整个左腿变得紧张、僵硬。伸出右腿，右腿缓慢向前用力蹬，使整个右腿变得紧张、僵硬。坚持紧张几秒之后，再卸力放松。

❹对于比较僵硬的肌肉群，可以重复练习几次。

❺待全身肌肉持续紧张、僵硬几秒后，同时放松全身肌肉，体验全身放松的感觉。

## 7 心理稳定化技术：蝴蝶拥抱训练

蝴蝶拥抱训练是利用有节律的呼吸与身体动作，让我们从紧张的状态中放松下来。

☺ 操作步骤

❶找一个舒服的地方坐着或站着，挺直腰背，双脚平放于地上，让身体保持放松的姿势，开始练习。

❷将你的双臂交叉放在胸前：左手放在右上臂，右手放

在左上臂，轻轻地抱住肩膀。

❸闭上眼睛，将你的手想象成蝴蝶的翅膀，像蝴蝶扇动翅膀一样，缓慢地、有节奏地交替扇动你的手，左手、右手、左手、右手……

❹缓慢地呼吸，将注意力放在此刻的想法和身体感受上。在这一刻，你在想什么？你脑海中有什么样的景象？你听到了什么声音？闻到了什么样的气味？静静地去感受它。

❺双手继续交替扇动，观察你的想法和感受，但不去评判它们。把这些想法、感受看作天上飘着的云彩；一朵云彩来了又去，我们只需静静地目送，不去评价它的好坏，让萦绕着你的思绪离开。

❻在脑海中想象一些积极的画面，例如，那些让你感觉幸福、有成就感的事，或者是你做得比较好的事，获得他人赞赏的事，慢慢感受这些事情带给你的积极情绪体验。

❼重复做"蝴蝶扇翅"3~5分钟，当你的身体慢慢平静下来后停止。

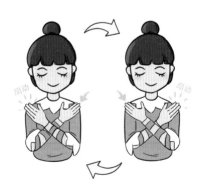

## 8 心理稳定化技术：保险箱技术

在暂时没有能力解决问题时，我们可以将负面情绪、创伤进行"打包"，暂时封存，以达到缓和情绪的效果。要注意，"保险箱"能让我们暂时存放负面的情绪或记忆，但并不能直接消除它们！

### 😊 操作步骤

❶选择一个舒适、安全、不被打扰的环境，可以坐着或者躺着。

❷进行3~5次深呼吸，让自己的身体保持放松的状态。

❸想象在你的面前有一个保险箱，完善细节：它有多大？多厚？是什么颜色的？是什么材料制作的？用什么锁？是否牢固？放在哪里？

❹你现在可以再仔细地检查一下面前的保险箱，如果感觉不够牢固你可以对它进行改造，直至这个保险箱变得非常坚固，让你感觉到很安全。

❺现在请你打开这个保险箱，把带给你压力的东西，全部装进去。有时候这个过程很简单，有时候又会有一些困难。如果你不知道怎么样把你的负面情绪、可怕的想法或画面装进去，你可以给它们贴个标签，用一样物品代表它，或是给它取个名字，比如命名为"潘多拉盒子"，再把这个令你不安的"盒子"放进去。

⑥将保险箱的门锁好，保存好钥匙或者密码。

⑦将保险箱放在你认为安全、合适的地方，可以尽可能地远离你；你还可以设置一个取回保险箱的方法。

⑧当你准备好去接纳这些带给你压力的情绪的时候，你可以重新打开保险箱，如果是比较严重的创伤，可以与专业人士一起来打开。

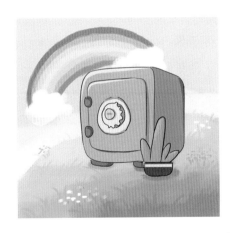

## ⑨ 心理稳定化技术：安全岛技术

安全岛技术是通过在脑海中构建一个安全的空间，提升我们的安全感和控制感，稳定情绪。

### ☺ 操作步骤

❶请选择一个舒适、安全、不被打扰的环境，可以坐着或者躺着。

❷闭上眼睛，想象在你的内在世界里，有一个绝对安全和舒适的地方。这里只有你一个人能到达，你可以随时离开，你也可以带一些需要的东西陪伴你一起进来。

❸到达这个地方，可能会花费一些时间，并且在这个过程中可能会出现一些不舒服的感受或画面，你可以暂时忽略它。此刻，你只想找到一个美好、舒适的地方，你可以动用一切你所能想到的工具，帮助你到达这里。

❹当你到达了你内心的安全岛，在这里，你会感觉到非常放松、安全，请环顾四周，感受岛上的一切。你看到了什么？听到了什么？闻到了什么？触摸到了什么？岛上一切让你不舒服的东西，你都可以让它随着你的一个念头消失，直到你把这里调整成舒服的状态为止。

❺当你的安全岛打造好后，请你仔细觉察，你的身体处在一个这么安全的地方，都有哪些感受呢？此刻，你看见了什么？听见了什么？皮肤感受到了什么？呼吸是什么样的？身体的每一寸肌肤有什么感觉？请细细地体会。

❻如果你在你的小岛上感觉到绝对的安全，可以设计一个专属的动作或姿势，通过这样的动作或姿势，下次你可以通过想象快速地回到这个地方。

❼请你保持这个动作或姿势，打开你的身体，体会此刻的安全和放松。

❽改变你的动作或姿势，平静一下，睁开眼睛，回到现实中来。

## ⑩ 心理稳定化技术：着陆技术

着陆技术是通过关注自己的想法，感受现实世界和身体的联系，将注意力从内在混乱的思考转移到真实的外部世界，就像在情绪的风暴中缓缓降落，回到安全的陆地。

### ☺ 精神着陆

❶环顾一下四周，快速说出你看到的事物，如五种颜色、五种形状、五个物品的名称等。

❷详细地描述一项日常活动，如怎样打扫房间、打扫房间要准备什么工具等。

❸游戏体验，如用某个字来组词、成语接龙等。

❹趣味联想，回想一些有趣、搞笑的事情。

### ☺ 身体着陆

❶感觉一下双脚与地面的接触，身体与椅子的接触，你有什么感觉？

❷动动手指头和脚趾头，进行一些简单的拉伸，用心感受它们的存在与带给你的感受。

❸触摸不同的物体，感受它给你带来的触感、温度，如玩偶、书、桌椅等。

❹可随身携带一个能带给你安全感的小物件，比如一支笔、一个配饰、一个小玩偶，在你情绪翻涌的时候可以触摸它。

### ☺ 自我抚慰着陆

❶回忆一个你爱的或爱你的人的面孔，如你的家人、好友或充满善意带给你关怀的人。

❷想象一件你期待去做的事情，比如去某地旅游，看祖国大好山河，吃遍各地美食等。

❸回忆一件能让你安心的东西或画面，比如晚归后家人给你留的热饭菜。

❹想一句对自己的鼓励性话语，告诉自己困难都会过去的。

❺想一个自己期待的奖励，比如一顿大餐，一件心仪的衣服……

# 认知调整策略

我们知道，压力管理的一个核心就是调整认知，当认知发生了变化，我们的情绪与行为反应也会相应发生变化。

## ⑪ 认知解离技术：与消极想法分离

认知解离技术是接纳与承诺疗法（ACT，acceptance and commitment therapy）的核心之一。简单来说，就是倾听自己负面、消极的想法，承认它们的存在，并与之拉开距离。认知解离

40

技术能让这些负面、消极想法暂时"后退"，帮助你更真实客观地看待它们，而不是花大量的时间、精力和它们"斗争"。

☺ **操作步骤**

❶拿出一张纸，写下两三个消极的想法或是自我评判。

❷从这几个想法中，找到一个最让你烦恼的想法，将它简化成"我是……"的形式，比如"我是一个失败的人""我是一个不聪明的人"等。

❸用10秒钟的时间，尝试与这个想法融为一体，尽可能地相信你就是那样的。

❹现在，给这个想法加上一个前缀："我现在有这样的想法……"重复默念它。比如，"我现在有这样的想法，我是一个不聪明的人"。

❺重复默念几次后，你是否注意到了一种与自身想法拉开了距离的感觉？如果没有，可以换一个想法，再次尝试。

## ⑫ 认知重建技术：转换新的视角

我们对压力源事件的看法，导致了我们的情绪和行为反应。要想扭转压力源带来的负面感受，就要重建自身的认知，即找出我们的非理性思维，并尝试进行调整。这就是认知重建技术。

### ☺ 操作步骤

❶列出我们对于压力源事件的看法、评价和感受。

❷评估我们的信念是否合理，根据不合理信念的3个特征：绝对化要求、过分概况化、糟糕至极，辨别出其中的不合理信念。

❸与不合理信念进行自我辩论，可以通过提问的形式让自己认识到信念的不合理之处，然后用合理的信念代替不合理的信念。

例：

◆非理性信念：我的人生毫无价值，我什么都做不好。

◆辩论提问："你怎么能够证明你毫无价值呢？""如果一件事没做好，就觉得自己毫无价值，那么以前那些做得好的事算什么呢？"

◆新信念："我可以做得不好，这是能被接受的。""我在某些事情上做得不错，还获得过赞赏，我是有价值的。"

❹进行合理的自我分析，在日常生活中多加练习可以帮助我们更熟练地找到自己的非理性信念，建立理性的认知。

| 重建步骤 | 具体分析 |
| --- | --- |
| 事件 | 我在公司年会表演节目时失误了，当众出丑。 |
| 信念 | 别人一定都在看我笑话。 |
| 情绪和行为反应 | 羞愧，请假不去上班，不回同事信息。 |

| 重建步骤 | 具体分析 |
|---|---|
| 驳斥观点 | 我难道不能失误吗？<br>同事们都笑得很开心，还有同事问我是不是故意设计的。 |
| 新信念 | 人无完人，每个人都会有失误的时候。<br>这次"意外"同事们并不一定都关注，同事都是善意的。 |

## 13 转念技术

拜伦·凯蒂（Byron Katie）在其《一念之转》一书中提出了转念技术：困扰我们的想法，只是很多想法中的一种，检视困扰自己的问题，以崭新的视角去看待它们，就能转变自己的观念，从痛苦中挣脱出来。

### 操作步骤

❶回想一个你无法原谅或者会让你有情绪的人，写下你的批评。我们可以参照以下问题诚实地回答：

◆是谁让你感到愤怒、不解或受挫，为什么？

◆你希望对方如何改变？

◆他/她应该或不应该怎么样，你有什么建议给对方？

◆希望对方做些什么？

◆此刻你是如何看待对方的？

◆什么是你再也不想和对方经历的事？

❷对于你的想法，通过以下四句话进行自我提问：

◆这是真的吗？

◆这确定是真的吗？

◆当你这样想的时候，你有什么反应呢？

◆当你不这样想的时候，你是什么状态呢？

❸针对你的想法，进行反向思考，找到不同的反转，体验不同思考下自己的感受，看看哪个想法能给自己带来更好的体验。

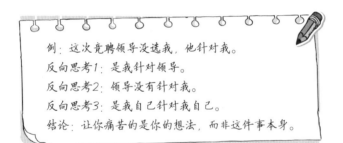

例：这次竞聘领导没选我，他针对我。

反向思考1：是我针对领导。

反向思考2：领导没有针对我。

反向思考3：是我自己针对我自己。

结论：让你痛苦的是你的想法，而非这件事本身。

## 14 认知重构：重写你的生命故事

你会如何讲述生命中遇到的问题，比如疫情，这对你来说是一种怎样的经历？有人觉得这是绝对的灾难，完全打乱了自己的生活；有人则觉得这次疫情让自己对人生有了新的思考，更加珍惜当下。

重新讲述生命故事是叙事疗法的核心内容之一，通过对生命故事的丰富和重构，去看见你的能量和资源，发掘你生命中积极的部分。

:) **操作步骤**

❶花一些时间，整理并写出当前困扰你的事件或想法。如：这件事是什么？是什么时候发生的？在哪里发生？你又是怎么想的？

❷补充事件的细节，使这个故事更加丰富。尝试重写故事。

◆这件事给你怎样的感受呢？你会怎样看待自己呢？如：我和母亲发生矛盾，我对她吼叫了，我觉得我是一个暴躁的人。

◆换个角度，如：你身边的朋友、亲人、老师，也这样看待你吗？

◆在应对类似的问题时，你生命中重要的人（伴侣、亲人、朋友等）会有怎样的看法？

◆在以往发生类似的事情时，你有更好的应对方法或不被这些问题影响的经历吗？回忆一下，当时你做了什么呢？

◆这些成功应对的经历，在现在或是未来，还有可能再发生吗？

◆成功应对这些问题，给你带来了什么影响？

❸当你重新讲述了一个崭新的生命故事时，请体会这个生命故事带给你的积极感受。

温馨小提示

重写生命故事练习在开始的时候可能会有些困难，没关系，你可以通过自我对话进行思考、组织语言，当你掌握了"说故事"的能力，你对生命将会有更多的视角。

## 15 焦点解决：寻找问题的例外

要知道，所有的困扰都不是一直存在的，问题是"流动的"，时而严峻、时而轻微。焦点解决策略，能够帮助我们探寻在问题轻微时，发生了什么，即看见问题中的"例外"。我们每个人都是解决自己问题的专家，发掘自己的优势和资源，找到适合自己的解决方法。

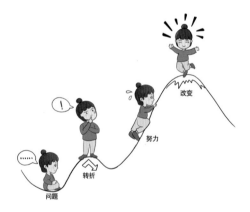

◆列出一个目前困扰你的问题。回忆这个问题是从什么时候出现的。

◆直到现在，你还能够坚持，相信你一定有很强大的力量。你是怎样保持前进的呢？

◆请思考，这个问题出现以来，有没有一些时候，你很少甚至不为此感到困扰呢？这就是问题的"例外"。

◆这些困扰轻微的时候，与平时有什么不同？是因为地点或时间不同吗？或是因为有人陪伴和帮助你吗？

◆在"例外"发生时，你或身边的人有使用一些技能或方法来应对问题吗？用了怎样的技能和方法呢？

◆利用在上述问题中你回想到的能帮助你的人、技能、方法，或其他能够为你所用的资源，找到适合自己的解决之道。

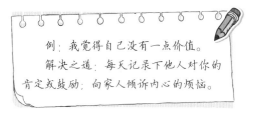

例：我觉得自己没有一点价值。
解决之道：每天记录下他人对你的肯定或鼓励；向家人倾诉内心的烦恼。

## 16 自我价值认同技术

《自卑与超越》一书中曾提到，人的一生都在寻求归属感与价值感，价值感强的人，他生命的能量也会越强。在压力当中，有些人常出现"我应付不了这个困难，我真是没用"的想法，自我价值感会被冲击，练习发现并认同自我价值，你的内心将会有更多的能量。

😊 **操作步骤**

❶评估你的自我价值：

| 你有多自信 | 不自信□　比较自信□<br>非常自信□ |

你相信自己是值得被别人爱的吗　相信□　不相信□

❷寻找你的"闪光点"，将你在不同方面的"我可以/我拥有"写一写：

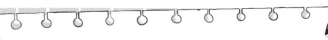

> 在生活上，我可以：每天自己做晚饭，每周在家里搞一次卫生。
> 在学习上，我可以：每天看半小时新闻，了解社会时事。
> 在工作上，我可以：完成上级安排的任务。
> 在兴趣上，我可以：玩某个游戏很厉害。
> 在运动上，我可以：每天练15分钟瑜伽，每周慢跑3次。
> 在个人特点上，我拥有：正直、幽默的特点。
> ……

❸转变你的消极想法，可以通过正念觉察、接纳、认知重建等技术进行练习。

❹做喜欢且擅长的事，强化积极情绪体验，才华得以施展可以增强我们的信心。

❺做对他人有帮助的事，比如加入志愿者团队、参加公益活动、在能力范围内帮助身边的人，他人的正向反馈也能够让我们感受到自己对别人是有价值的。

# 能力提升策略

当自身能力不足的时候，我们很容易被情绪困住，丧失自信。因此，提高自身的能力，可以让我们有更多的资源、更加自信地去应对压力。

## 17 提高情绪的控制力

当身处压力与情绪之中，我们对于负面事件会更加敏感、更容易产生过度反应。以下推荐几个提升情绪控制能力的方法和技巧，让我们能更加从容、客观地应对问题。

### ☺ 增加日常正面情绪

在日常生活中增加正向活动体验，你可以罗列正向活动清单，然后每天从正向活动清单中挑选一件事做，并享受做这件事的过程，全身心地参与、投入其中，感受它给你带来的愉悦。

### ☺ 培养自我调节能力

◆从追求即时满足转变为延时满足，从更长远的角度思考问题。

◆每天计划并完成一件力所能及的事。

◆当计划中的事对你来说比较轻松，可以选择有一定挑战性的任务。

◆根据你的需要，做一些新的挑战，提升自我成就感。

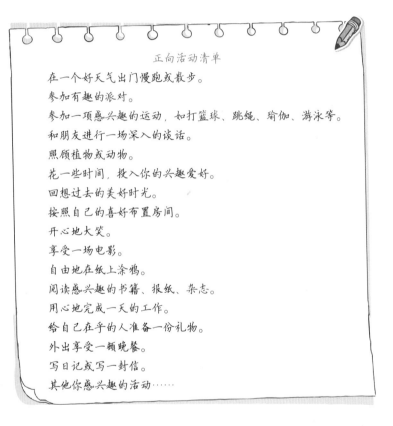

正向活动清单

在一个好天气出门慢跑或散步。

参加有趣的派对。

参加一项感兴趣的运动，如打篮球、跳绳、瑜伽、游泳等。

和朋友进行一场深入的谈话。

照顾植物或动物。

花一些时间，投入你的兴趣爱好。

回想过去的美好时光。

按照自己的喜好布置房间。

开心地大笑。

享受一场电影。

自由地在纸上涂鸦。

阅读感兴趣的书籍、报纸、杂志。

用心地完成一天的工作。

给自己在乎的人准备一份礼物。

外出享受一顿晚餐。

写日记或写一封信。

其他你感兴趣的活动……

## ☺ 脑内角色扮演法

◆描述出可能存在困难的情景。

◆罗列可以应对问题的方法，可参考本书中提到的其他解决问题的策略。

◆在脑海中呈现排练场景。设身处地地想象自己是如何用以上的策略应对这个困难的。可以多排练几次，会更加熟悉每个步骤。

## 18 提升压力的耐受力

在生活中，很多压力源是难以避免的。因此，我们要学习如何接纳和忍受痛苦，提升压力的耐受力。以下技巧和练习，能够让我们在应对压力情境时，暂时地减轻我们的负面感受，帮助我们应对压力。

### ☺ 停止技巧

在压力过大时，暂停一下，避免冲动行事。

◆马上停下来。为自己设定一个关闭按钮，可通过刺激身体感官，如按压自己的虎口穴位，提醒自己需要马上停下来，避免出现冲动行为！

◆放松自己。从场景中抽离出来，可以利用腹式呼吸法进行放松。

◆理性思考后再行动。冷静下来，思考怎样做才能改善目前的局面，然后展开行动。

### ☺ 转移注意力技巧

你可以选择一项或几项适合你的方法，当负面感受比较强烈、可能会冲动行事时，可以马上使用。

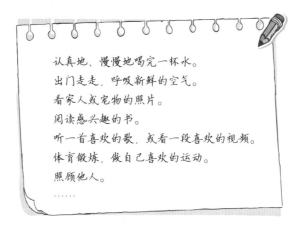

认真地、慢慢地喝完一杯水。
出门走走，呼吸新鲜的空气。
看家人或宠物的照片。
阅读感兴趣的书。
听一首喜欢的歌，或看一段喜欢的视频。
体育锻炼，做自己喜欢的运动。
照顾他人。
......

### 温馨小提示

尽量尝试把注意力转移到与原来的场景截然不同的地方。转移的幅度越大，缓解情绪的效果通常会越好。

### ☺ 自我关怀技巧

在遭遇压力事件时，我们可以选择接纳自己的感受，并且采用自己喜欢的方法来照顾、关爱自己。你可以选择一项或多项能让自己感到安慰的活动，在有压力时使用。

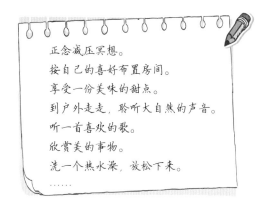

正念减压冥想。

按自己的喜好布置房间。

享受一份美味的甜点。

到户外走走，聆听大自然的声音。

听一首喜欢的歌。

欣赏美的事物。

洗一个热水澡，放松下来。

……

## 19 维持与发展人际关系技术

良好的人际关系不仅有益于我们的身心健康，还能让我们在陷入困境时有寻求帮助的途径。

### 维持关系技巧——非暴力沟通

心理学家马歇尔·卢森堡（Marshall Rosenberg）博士提出了"非暴力沟通"的策略，这一方法让我们在表达自己意愿的同时，也能关心他人的需要和感受，避免双方受到有意或无意的伤害。非暴力沟通有以下四个要点。

◆观察：你观察到的客观事实。

◆感受：你的感受或心情。

◆需要：你的需求是什么。

◆请求：对沟通对象的具体请求，注意不是命令。

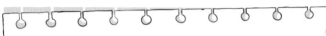

> 晚上，家长多次催促，孩子仍不好好写作业，并开始哭闹。家长可以这样表达：
>
> 今天放学后我发现你不太愿意写作业，现在还有点闹脾气（观察）。
>
> 我感到很疑惑也有点担心（感受）。
>
> 我想知道你现在的想法（需要）。
>
> 你能不能告诉爸爸，我们一起解决这个问题（请求）。

## ☺ 建立新的人际关系

◆寻找新朋友。去结交生活或网络中与你兴趣或观点相似的人。相似性通常能够提升他人对你的好感，因为你们会有更多的共同话题。

◆拓展你的社交范围。在学习和工作以外，发展多元化的爱好，比如学习新技能、尝试新的运动项目，也可以加入比较活跃的群体，在群体活动中发展新的人际关系。

## ㉛ 时间管理技术

学习怎样有效地管理时间，能让我们对生活重新获得掌控感，并节约出更多的时间享受生活。

## ☺ 四象限法则

时间管理的"四象限法则"是由美国管理学家史蒂

芬·柯维（Stephen Covey）提出的。通过对每天要做的事进行梳理归类，有规划地完成任务，避免把过多的时间花在不重要的事情上。

◆详细列出一天或一周中我们需要完成的所有任务。包括工作或学习相关的任务、日常琐事、休闲娱乐、与人交往的时间等。

◆评估各个任务的重要性和紧迫性，画一个四象限图，将所列任务按不同分类填进四象限图内。A代表的是"重要且紧急"的事，B代表的是"重要但不紧急"的事，C代表的是"不重要但紧急"的事，D代表的是"不重要不紧急"的事。

◆根据完成的四象限图，按照A、B、C、D的顺序安排一天中需要完成的事项。

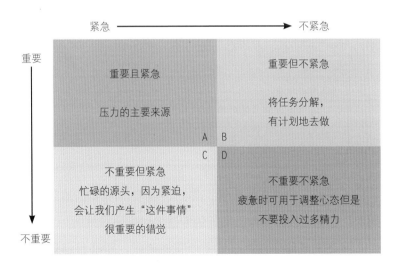

## 😊 番茄时间管理法

"番茄时间管理法"由弗朗西斯科·西里洛（Francesco Cirillo）提出，是一个简单可行的时间管理方法。

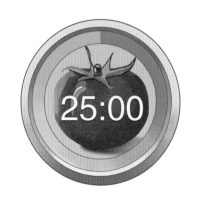

一个番茄时间是30分钟，包括25分钟的专注工作时间，和5分钟的休息时间。适当的休息能让我们在下一个番茄时间里拥有更高的效率。

◆列一个待办清单，写下今天需要完成的任务，估计每个任务所需的时间。

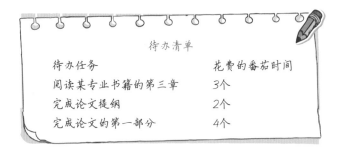

待办清单

| 待办任务 | 花费的番茄时间 |
| --- | --- |
| 阅读某专业书籍的第三章 | 3个 |
| 完成论文提纲 | 2个 |
| 完成论文的第一部分 | 4个 |

◆设置一个循环的闹钟，在25分钟和30分钟结束后各响一次。你也可以按照自己实际的专注力时间进行微调。

◆在完成每个任务后记下所花的时间，帮助自己更好地预测完成各类任务所需的时间，改善未来的任务时间规划。

## 21 注意力管理技术

每个人的注意力都是有限的，生活中各种各样的任务，都在占用着我们的注意力。学习对注意力进行管理，能让我们更从容高效。

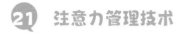 **注意力自我监控**

我们的注意力水平在一天的不同时间段会有所波动。通过注意力自我监控，能够了解自己在每个时间段内的注意力水平（可分为高、较高、较低、低），从而在每天的时间规划中更有效地安排任务。

| 时间段 | 完成的任务 | 注意力情况 |
| --- | --- | --- |
| 9:00—10:00 | 整理文件 | 较低 |
| 10:00—11:00 | 与重要的客户进行沟通 | 高 |
| 11:00—12:00 | 部门会议 | 较低 |
| 12:00—13:00 | 午休 | 低 |
| 13:00—14:00 | 回复邮件 | 较高 |
| 14:00—16:00 | 撰写下周的活动策划案 | 高 |
| 16:00—17:00 | 与部门沟通策划案细节 | 较高 |
| …… | …… | …… |

## ☺ 延长你的注意力时间

◆改善物理环境。比如换一个工作的场所、转换一下工作姿势等，也可以开窗通风，呼吸新鲜空气，唤醒大脑。

◆处理其他工作任务。长时间集中注意力在同一件事情上是困难的，可以每半小时或1小时转变一下工作内容，会有更多新鲜感。

◆关注营养和睡眠。健康、营养均衡的食物和充足的睡眠能有效地改善我们的注意力。

◆在疲惫时进行放松训练、正念冥想等。在休息过后，我们的专注力会得到有效提升。

## ☺ 挖掘注意力资源

思考我们每天需要完成的事情中，是否有可以同时进行的任务。比如在慢跑时，可以思考第二天会议的内容安排；在茶水间喝咖啡时与同事进行工作上的确认，避免过多的邮件往来等。有时候，合理的"一心二用"，不仅能够帮助我们节省时间，更能减少不必要的注意力消耗。

## 22 目标管理技术

当我们面对压力，置身繁多的任务中时，如果缺乏目标，容易陷入无序忙碌之中。管理学之父彼得·德鲁克（Peter Drucker）提出了一个关于目标制定的SMART原则，我们通过制定合理的目标、管理它的达成情况，将会对生活更有掌控感和期待感。

☺ **操作步骤**

❶评估目标的合理性。可通过目标制订的SMART原则对自己制订目标的合理性进行评估，若目标不清晰则根据该原则重新制订目标。

| S（specific）具体的 | 目标必须具体、明确，不能过于笼统 | 我要成功（不具体） | 我要考取自己职业相关的某个资格证书（具体） |
|---|---|---|---|
| M（measurable）可衡量的 | 目标可以被量化评估 | 我要减肥（不可衡量） | 我要瘦5千克（可衡量） |
| A（attainable）可达成的 | 目标必须是通过努力可以达成的 | 我要中500万彩票（不一定能达成） | 我要在1年内存够3万块钱（可达成） |
| R（relevant）相关的 | 采取的措施和目标是有相关性的 | 为了通过英语考试，我要健身（不相关） | 为了通过英语考试，我每天学习2小时（相关） |
| T（time-bound）有时限的 | 目标有明确的完成时间 | 我要赚很多钱（没有时限） | 我要在1年内赚到20万（有时限） |

❷将目标进行拆分。长期目标、中期目标和短期目标，逐级拆分目标能让我们更清晰要怎么做。

◆长期目标：人生的价值和追求，指引我们的方向。

◆中期目标：人生不同阶段希望达成的目标。

◆短期目标：在较短时间内希望达成的目标。

❸评估目标的达成效果。可以通过简单的自评了解自我目标实现的程度。

| 目标 | 1个月内我要从55千克减到50千克 | 是否达成 |
|------|------------------------------|----------|
| 第一周 | 53.5千克，瘦了1.5千克 | ☐ |
| 第二周 | 52千克，瘦了3千克 | ☐ |
| 第三周 | 51千克，瘦了4千克 | ☐ |
| 第四周 | 50千克，瘦了5千克 | ☐ |

❹修正或重新制订目标。当我们在达成目标的过程中出现了一些变化，可以根据情况对目标进行调整。

例：我的目标是通过运动1个月瘦5千克，但在第二周的时候我意外骨折了，这个时候我们就可以对目标进行调整，延长目标达成的时间，或是改变目标达成的难度等。

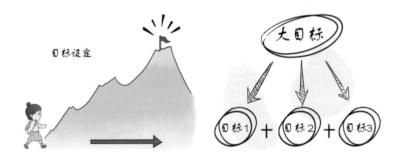

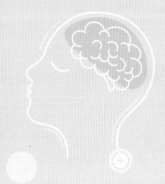

**04**

# 压力与情绪的应对

　　疫情对人们心理的影响或许将持续多年，那些与心理相关的表现不容忽视：容易疲劳、紧张焦虑、情绪起伏大、敏感多疑、失眠、注意力无法集中、工作效率下降……面对压力时，不同群体的认知与反应也有所差异，因此，我们需要有针对性地进行调节，践行"每个人是自己健康的第一责任人"的理念。

　　本章我们将针对不同的情境，提供操作性强的方法和建议，希望能帮助你更好地应对当下的困境。

# 生活压力应对篇

## 1 疫情后感到不适应怎么办？

面对变化和不确定性，我们容易感到不安、焦虑、不适应，这些都是正常的。

❶正念觉察，理清你的情绪与想法。进行正念减压练习，觉察自己的情绪和想法，找到那些让自己感觉到不舒服的想法，不带评判地观察它们。

❷锚定问题，调整信念。针对那些困扰你的信念，寻找那些对当下有利的信念，练习并践行它！

| 基本步骤 | 具体分析 |
| --- | --- |
| 事件 | 疫情后，生活方式发生了很大的改变，难以适应。 |
| 信念 | 我想按照以前熟悉的方式生活，否则未来会很糟糕。 |
| 情绪和行为反应 | 负面情绪：焦虑、抑郁。<br>行为：遇事退缩，没有勇气去尝试新事物。 |
| 驳斥观点 | ①生活方式会一成不变吗？<br>②如果不按照以前的方式生活，我的未来真的会这么糟糕吗？ |
| 新信念 | ①生活的变化是常态，许多事情是个人无法控制的。<br>②即使不能按照以前的方式生活，只要坚持学习相应的技能，跟他人互帮互助，一定能够适应未来的变化！ |

❸寻找生活的重心。罗列当前生活中那些让你感到不适应的变化，以及生活中对你来说重要的事物。将更多时间放在对你重要的事情上，减少让你感到不适应的行为或事情。

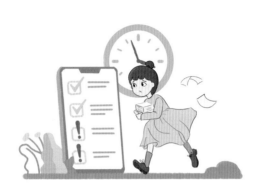

❹重新规划生活。列出最近一周或更长时间的任务待办清单，思考哪些是重要的、必须完成的。利用时间管理四象限图，将待办清单中的事项进行规划，对"已完成"的任务进行叠加，增强我们对生活的掌控感。

**❷ 感到生活没有意义，如何重拾对生活的热情？**

"无意义感"源于我们对目标的缺乏，在生活中，不确定自己想要什么。这个时候，我们就需要审视当前的状态，重新去发掘生活的意义。

❶觉察和接纳你的感受。每天进行10分钟的正念减压练习，觉察当下的感受和想法。练习过程中不必刻意忽略或压抑那些让你不舒服的感受，而是学会接纳此刻真实的状态。

❷给生活来一点"积极反转"。当你在生活中遇到让自己苦恼的事，可以随时随地进行积极思维练习。如写下近期经历的负面事件，并尝试寻找其积极的一面。

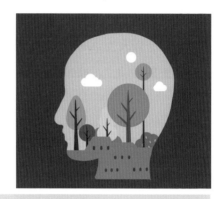

| 回想最近发生的负面事件 | 挖掘它们积极的一面 |
| --- | --- |
| A 今天因为下雨路上堵车，我上班迟到了。 | A 虽然迟到了，但上司因为我的业绩表扬了我，并没有在意迟到这件事。 |
| B 上周跟朋友去一家有名的餐厅吃饭，因忘记提前订座，等了近一小时。 | B 虽然等待的时间很长，但这家餐厅的食物很美味，等待是值得的。 |
| C 昨天因为家务活的分配问题，跟丈夫吵架了。 | C 虽然吵架了，但通过沟通，我和丈夫更了解对方的需求了。 |

❸在经验中发掘意义，从快乐的事情做起。请你回忆过去，挑选出让你感到满足、有意义且快乐的一天，把这一天的过程在脑海里详细地回忆一次。思考为什么这一天会让你满足，完成"回忆快乐的一天"练习，并多做那些能让我们感到快乐的事情！

❹寻找生活的目标，践行重要的小事。花一些时间，思考生活中自己希望达成的目标，通过目标制订原则，罗列出在工作、人际、学习、休闲、财务等方面自己希望达成的目

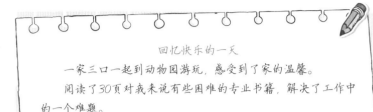

回忆快乐的一天

一家三口一起到动物园游玩，感受到了家的温馨。

阅读了30页对我来说有些困难的专业书籍，解决了工作中的一个难题。

在户外呼吸了新鲜空气，也得到了充足的体育锻炼。

标，并列举达成目标需要开展的行动。即使是很小的事情，也很重要！

### 3 感觉生活一团糟，失去了控制，该怎么办？

疫情确实给我们的生活带来了许多的不确定性，有的人失去工作，有的人遭遇财务问题，有的人陷入感情困境……面对外界无法控制的冲击，我们可以通过以下方式进行练习，重新找回我们对生活的掌控感。

❶觉察情绪，进行正念减压练习。面对因生活困扰导致的混乱思维和情绪，学会觉察并接纳当下，让自己从混沌的"云雾"中下降，回归到"地面"。

❷简化生活中的待办事务。利用"从天而降"的任务表，记录你比过去一个月或更长的时间里增多的工作和生活任务。将它们罗列下来，并判断它们是否可以放弃，从而节约出更多时间做更重要的事。

| "从天而降"的任务 | 是否完成 |
| --- | --- |
| 好朋友失业了，经常需要我开导 | ☐ |
| 每天督促孩子进行体育锻炼 | ☐ |
| 因为害怕病毒，每天花很多时间给家里消毒 | ☐ |
| …… | ☐ |

❸从确定的事情中找回对生活的掌控感。每天计划并完成一件力所能及的事。当计划中的事对你来说比较轻松时，选择去做有挑战性的任务；或者根据需要，尝试一些新的挑战，在任务"达成"的过程中提升自我的掌控感。

| 任务/新的挑战 | 是否顺利完成 |
| --- | --- |
| 将我的房间打扫干净 | ☐ |
| 做一个初步的旅行计划 | ☐ |
| 在今晚的聚会中，交到一个新朋友 | ☐ |

# 人际压力应对篇

## ❹ 如何处理因社交减少产生的人际疏离与孤独感？

伴随疫情下社交模式的变化，部分人在与他人交往方面产生了疏离和孤独感，陷入了社交的困境。我们可以通过以下的一些尝试，帮助自己走出社交困境。

❶正念觉察，接纳情绪。在经历了隔离、社交减少后，对于人际关系感到陌生、孤独或产生焦虑感，都是正常的。通过正念练习觉察当下最真实的感受，即使它们让你感觉有些不舒适，也没关系，告诉自己，这是可以被接受的。

❷转换你的社交心态。即使我们对社交场合产生了一些恐惧，不要担心，可以使用焦点解决策略，找到问题中的例外，发掘自己的积极资源。

◆列出目前困扰你的问题，并对它困扰你的程度评分（1～10分）。例：我对出门跟他人交往有点害怕，因为我们没以前那么熟悉了。评分7分。

◆设定清晰的目标。例：我希望恢复到以前的状态，每周末都出去跟朋友社交。

◆寻找成功的"例外"。例：以前我遇到一些令我恐惧、想要退缩的场合，是怎样成功应对的呢？我曾经做过哪些事情？有谁帮助或鼓励过我呢？

◆行动起来。回忆以往获得成功的经验，参考这些经验并坚持去做，恐惧的感受就会逐渐被我们改变。

❸梳理你的人际圈。梳理一下疫情前后我们的人际变化，客观地看清当前的社交状态。很多时候，我们的人际疏离和孤独感并非来源于全部的人际关系，在某些人际关系中，如家人、好友，我们还是维持得不错！

❹主动联结，增加社交活动。列出你熟悉的社交场合，

每周选择一项或多项活动进行，如果线下的社交对你来说有难度，可以从增加线上的交往或多与熟悉的人交往开始。

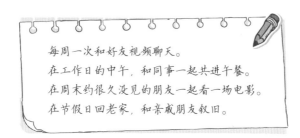

每周一次和好友视频聊天。
在工作日的中午，和同事一起共进午餐。
在周末约很久没见的朋友一起看一场电影。
在节假日回老家，和亲戚朋友叙旧。

❺发展新的人际关系。如果觉得自己目前的人际关系比较单薄，可以主动建立新的人际关系，拓展自己的社交圈。发展多元化的兴趣爱好，带着交新朋友的目的进行社交活动，如参加好友组织的聚会、公司的联谊活动、社会公益活动等。

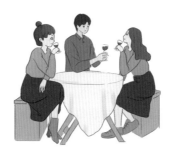

**5** 变得敏感，经常与他人发生冲突，该怎么调整？

人际冲突通常是源于双方观点的不一致或人际信任的缺乏等。我们可以通过以下练习帮助自己进行冲突管理。

❶学习按下"暂停键"。当情绪控制不住的时候，先"暂停一下"，心里从1默数到10，当"情绪指数"下降了，再进行表达；或者是暂时离开当下的人际场景，给自己的情绪"降降温"。

❷进行放松训练。每天抽出5分钟进行放松训练，如腹式呼吸放松训练、蝴蝶拥抱训练。在觉察到愤怒情绪时，及时运用放松训练，使我们的肌肉放松，情绪平复。

❸找到与负面情绪有关的认知，尝试"反击"。

◆冷静下来后，回忆发生冲突时的负面感受，列出与它们相关的思维。

例：我的同事小A不应该反驳我的观点。

◆对这些观点进行驳斥。

例：我不能控制他人的想法和行为，每个人都可以有自己的观点，包括小A。

◆找寻更为理性的信念，代替固有的思维。

例：小A只是提出了他的意见。我可以跟他平静地聊一聊，共同探讨这个问题。

❹通过健康的方式进行情绪表达。

◆进行适当的宣泄，如运动、冥想、对朋友倾诉、哭一场、享受一顿美食、听音乐、写日记等，减少负面情绪的累加。

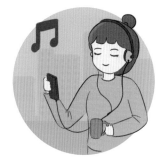

◆采用非暴力沟通的方式与对方交流。通过观察事实、表达感受、澄清需求、强调请求等技巧来与他人进行沟通。

例：小A，最近两天，我发现你一直在否认我的观点（观察）。说实话，这让我感到有点懊恼和受伤（感受）。我想知道你的想法是什么（需求）。我们能不能找个时间，一起坐下来谈一谈呢（请求）？

❺像希望别人对待你那样去对待别人。这是人际交往的"黄金法则"，很多时候冲突源于观点的不一致或认知的偏差，如果你希望别人待你友善，你就先用友善的态度对待别人。

## 6 如何更好地建立亲密关系？

疫情期间，因为社交方式的变化，我们亲密关系中的互动模式和情感体验也受到影响。想要建立高质量的亲密关系，可以从以下方面进行：

❶觉察情绪，看到自己的需求。当我们在亲密关系中感觉到不舒服时，可以通过正念觉察练习，想想那些让自己不舒适的情绪、想法是什么。这些想法背后就是自己对亲密关系的真实需求：我们希望被对方尊重、欣赏、关爱。

❷调整心态，培养亲密关系的成长信念。一段美好的关系，是双方共同努力付出的结果，通过一起解决问题、相互磨合，健康的亲密关系就能慢慢建立起来。研究表明，与认为另一半是"命中注定"的宿命信念相比，拥有成长信念的伴侣关

系会更为和谐和长久。

❸学习一致性沟通的表达方式。当我们与对方观点不一致时，可以通过一致性沟通的方式进行表达。

情景：伴侣答应今天会收拾好家里，但当你晚上8点回到家时，看到家里还是一团乱，而他躺在沙发上玩手机，你会对他说……

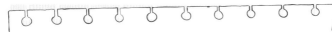

一致性沟通的表达方式：你答应了收拾家里却没做，还在玩手机（陈述事实）。

我很生气（表达感受）。

因为我们之前约定好了今天你要做家务，我希望你能遵守约定（看到需求）。

在家里希望你能够与我一起分担家务（表达期待）。

❹使用爱的五种语言。美国心理学家盖瑞·查普曼（Gary Chapman）在《爱的五种语言》一书中，提出了爱的五种语言，我们可以通过练习，提高我们的表达能力。

◆肯定的言辞：真诚地向对方表达肯定与支持，如"谢谢你今天准备的早餐""你今天看起来真不错""在这件事情上，你已经做得很好了"。

◆高质量的相处：创造一些属于双方的"精心"时刻，去散步、看电影、做大家都享受的事，相互倾诉交流，在重要的时刻陪伴在对方身边。

◆准备礼物：适时为对方准备一些小礼物，让"仪式感"为我们的亲密关系保鲜。

◆服务的行动：在对方需要的时候，提供一些帮助，问问对方"需要我做些什么吗"。

◆身体的接触：牵手、给对方一个拥抱，通过肢体的接触传递我们的情感。

## 负面情绪应对篇

### ❼ 总是控制不住自己的脾气，容易生气，该怎么办？

很多时候愤怒源于我们在生活中不被认可或未受到尊重。当你容易被生活中一些小事"引爆"的时候，可以通过以下的练习，帮助我们更好地管理自己的愤怒情绪。

❶正念觉察，接纳情绪。通过正念减压练习，觉察情绪背后的想法，愤怒的时候我在想什么，有何感受，承认"此刻我就是感到愤怒"，接纳那些让自己不舒服的情绪和感受。

同时，可以思考"生气、愤怒对我有什么好处？"当我们的权益或边界受到侵犯时，愤怒能够给予力量让我们进行自我保护。

❷一念之转，寻找积极的认知。针对那些让自己愤怒的

想法，进行转念练习，"当你这样想的时候，会有什么样的反应呢？""当你不这样想的时候，会是什么状态呢？"

❸进行反向思考，罗列出不同的观点。如"我没必要发脾气""是对方感到生气"，体会在不同观点下自己的感受。

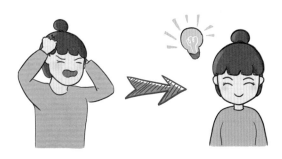

❹肯定自我价值。进行自我价值认同技术的练习，可以进行自我肯定对话来提高自信。例如：即使遇到了一些不公平的事情，也不会影响我自身的能力。

❺练习应对怒气。在愤怒情绪发生的当下，可以通过以下技巧，帮助我们练习应对。

◆按下"暂停键"。设计一个"暂停动作"，如手掌拍着胸口、手指轻触嘴唇等。如果你发现自己的怒气即将达到顶峰，做这个动作，让自己停下来，不做出任何反应，心里默数10个数，等待怒气值下降。

◆转移注意力。当"暂停键"无法消减我们的情绪时，可以尝试去做一些别的事，把我们的心思转移到其他事情上，比如出去跑几圈。

❻进行放松练习。每天5~10分钟的放松训练，可以选择腹式呼吸放松或渐进式肌肉放松，坚持练习，能够帮助我们更快地放松下来。

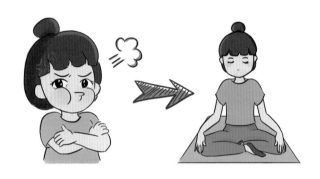

## ⑧ 经常感到紧张、焦虑，怎么办？

紧张、焦虑的感受通常来自我们的过度担忧，尤其是经历了一些重大的变化之后。适当的焦虑感能提高我们的效率，提醒我们未雨绸缪、保护自己。

❶觉察与接纳焦虑。当你有这样的感觉，不妨从正在做的事情中停下来，进行描述情绪的练习。

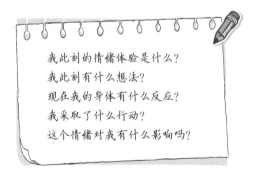

梳理清楚自己此刻的情绪和想法，能够更好地进行自我接纳。

❷认知转换，建立新的信念。针对那些让你感觉到焦虑的想法，进行认知转换的练习，建立理性且对我们有利的认知视角。因为焦虑大多源于我们非理性的信念，因此，认知的调整非常重要。

❸进行放松训练。每天进行10分钟的放松训练，选择你认为比较舒服或熟练的方式，如呼吸放松、肌肉放松、蝴蝶拍等，坚持练习，能让我们更快地在情绪的风暴中稳定下来。

❹发展健康的应对技巧。

◆健康饮食，适量运动，早睡早起，保持规律的生活节奏。

◆减少对自己身心感受及外界信息的关注，避免信息混乱导致的认知偏差。

◆转移注意力。焦虑降临时可以做一些让自己感到开心、平静、放松的事情，比如运动、书写、听音乐、歌唱等。

◆保持社交。在日常生活中多与家人、朋友等进行交流，倾诉自己的想法，在互动中获得支持。

❺专注于当下具体的事情。比如全然地投入工作、学习，甚至是娱乐，在过程中去感受那种全然投入带给你的积极体验。

## **Q** 亲人去世了，感到无法接受，该怎么调节？

死亡，是一个沉重的议题，亲人去世之后，有些人会感到无法接受，甚至拒绝承认亲人已经离开的事实，痛苦、悲伤、哭泣，这些都是经历失去亲人之后正常的反应。我们现在正在经历人生中一个特别的时刻，这需要一些时间让自己走出来。

❶承认事实，接纳情绪。承认亲人已经离开了，这个过程并不容易，我们可以通过以下方式开导自己。

◆进行正念减压的练习，觉察当下自己真实的情绪、感受和想法。

◆与家人待在一起，共同度过。不用回避讨论，可以向家人表达自己真实的感受，"得知这个消息的时候，我脑海中一片空白""他真的离开了，我好痛苦"，把你的感受说出来。

◆允许自己和家人悲伤、痛苦、抑郁、焦虑、恐惧等。短期内食欲减退、哭泣、难以入睡，这些都是正常的哀伤反应。

❷好好告别。通过一些活动与逝去的亲人进行告别，如参加告别仪式、共同追忆逝者的人生故事、整理逝者的物品、将想对他说的话写成一封信、在一些重要的日子举行悼念活动、与亲人一起经历哀伤的过程等。

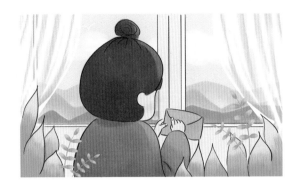

❸ 健康地宣泄情绪。做一些对改善情绪有帮助的事，如跟家人或好友聊聊天、运动、晒太阳、画画、书写、唱歌等，让自己的生活回归正常节奏。注意不要采用一些有害的方式处理自己的哀伤情绪，如酗酒、打砸东西、伤害自己等。

❹ 自我关怀。在艰难的时刻，更需要进行自我关怀，可以制作自己的"自我关怀卡"，写下对自己鼓励和祝福的话、对自己有帮助的事等。

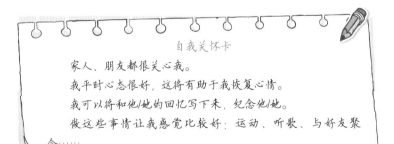

自我关怀卡

家人、朋友都很关心我。

我平时心态很好，这将有助于我恢复心情。

我可以将和他/她的回忆写下来，纪念他/她。

做这些事情让我感觉比较好：运动、听歌、与好友聚会……

## 职场压力应对篇

### ⑩ 对职业发展感到迷茫，如何才能找到方向？

在迷茫的时候，可以停下脚步，向内观察，思考怎样的方向才是真正适合自己的。

❶觉察压力，回到当下。面对后疫情时代职场的变迁，也许你会对未来感到困惑、慌乱。利用正念减压练习，学会回到当下，梳理清楚自己的想法。

❷整理思绪，倾听内心的选择。

◆想一想，在日常生活中，做哪些事能让你感到激动、精力充沛？有什么事是你真正感兴趣的、能给你希望的？有什么事是你在休息的时间愿意去做的？思考这些问题，尝试发现自己的热情所在。

◆理清什么是你内心真正喜欢的，方能做出适合你的选择。如果看不清前方的路，不妨以终为始。想象自己已经到了迟暮之年，病痛缠身，有许多想做的事却已无法完成。回首过往，补充以下的句子：

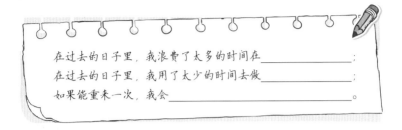

在过去的日子里，我浪费了太多的时间在＿＿＿＿＿＿；

在过去的日子里，我用了太少的时间去做＿＿＿＿＿＿；

如果能重来一次，我会＿＿＿＿＿＿＿＿＿＿＿。

❸多维度评估自我的优劣势。客观了解自己的职场能力，帮助自己更好地做出职业规划。

◆用一张纸，列出自己所在的职业方向需要具备的技能和性格特点。

◆思考自己的性格特质和能力是否与之相符，哪些是自己擅长的，而哪些是需要改进的。

◆参考他人的意见，比如：熟悉你的家人、朋友、工作环境中的同事和上司等。请他们对你的优点和不足进行评价！

◆梳理你过往的职业经验，整合你在职场中的资源。

❹设定目标，开始行动。通过SMART原则，制订自己在职场上的目标，罗列出要达成该目标需要采取的具体的行动，并制订执行计划，按照计划开展行动。

❺跳出舒适区，提升自我能力。进行职业技能学习，考取相关的证书，接受有一定难度的工作任务。通过做一些有助于自我职业能力提升的事情，跳出自己的职场舒适区。

❻适当的放松和自我关照。每天花5分钟时间进行放松练习，肯定自己的努力和付出，做一些让自己愉悦的事情。

## ⑪ 职场人应该如何平衡好工作和家庭？

当今社会，如何平衡好工作与家庭成为职场人头痛的一个问题。我们可以通过以下训练，帮助自己找到工作和家庭的平衡点。

❶正念觉察，减轻压力。每天抽出一定时间进行正念减压练习，从忙碌的生活中暂停下来，觉察自己的情绪与感受，向内观察，思考自己认为真正重要的是什么。

❷直面压力，寻找方法和资源。使用焦点解决策略，思考在过去的生活中，是否有与之相似的、需要同时处理多项任务的时刻？回忆当时你是怎样应对的？有怎样的人和外部资源能够帮助你呢？参考自己以往的经验，找到适合自己的解决方法。

❸合理规划，掌握节奏感。利用四象限法则和番茄时间管理法，简单列出每天的日程，然后对工作和生活中每天要做的事进行筛选，多做自己认为重要的事，放弃不重要的任务，有意识地管理和支配时间。

❹建立联盟，与家人合作。不要纠结于寻找一个完美的平衡点，家人是你最坚实的后

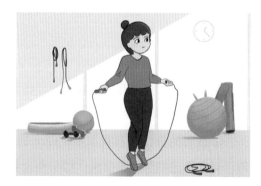

盾，与家人保持良好的沟通，获得家人的理解，做好家庭事务的分工。

❺抽出时间，自我关照。在未来的两周或更长的时间内，你可以每天花至少半小时跟自己愉快相处。比如冥想、体育锻炼，或其他你喜欢做的事。每两周做一次规划，坚持下去！

## ⑫ 收入减少，经济压力变大，该如何进行调节？

历经过去几年的疫情，部分企业甚至是行业受到了一些冲击，有些人面临着收入降低甚至是失业的困境，对未来感到有压力。可以尝试通过以下方法进行调节：

❶承认事实，接纳情绪。当前面对经济压力时，你有何情绪体验，你是如何想的呢？通过正念觉察的练习，观察自己真实的想法和感受，感到焦虑、羞愧、内疚，这些都是可以被接受的。

可以每天抽出5~10分钟，进行呼吸放松训练，帮助自己放松身体、平复情绪。

❷建立理性的认知：积极赋义。将我们的注意力从眼前的经济压力当中转移出来，从积极的视角给它赋予含义："现在经济上的困难只是暂时的，只要我努力工作，日子慢慢会好起来的。""这次的经济危机，提醒我以后要好好进行理财了。"每一次困难或危机，其背后都蕴含着成长的契机，学会从成长的角度思考，眼前的困难就没有那么难熬了。

❸聚焦未来：关注生活中的可控小事。罗列那些对改善当前的状况有帮助的事情，如参加技能培训班、结交朋友、向工作中的前辈请教、解决当前工作中遇到的难题等。当我们现在所做的大部分事情是对我们的未来有帮助的时候，消极情绪的体验就会降低。

❹整合支持性资源。梳理一下，看看自己当前的经济状况，以及身边能给自己提供支持和帮助的人，将它们写下来。当我们有足够的资源时，即使处于困境也能从容应对！

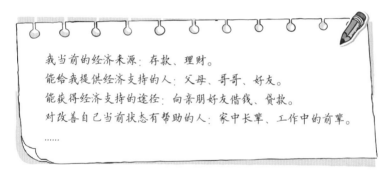

我当前的经济来源：存款、理财。
能给我提供经济支持的人：父母、哥哥、好友。
能获得经济支持的途径：向亲朋好友借钱、贷款。
对改善自己当前状态有帮助的人：家中长辈、工作中的前辈。
……

❺设置目标，做好规划。通过目标设定的SMART原则，明确要达成的目标并进行规划，罗列那些能达成目标的行动，践行它！比如：

◆记录金钱使用情况，制订存钱计划。

◆设置自我提醒对话，在进行非必要消费前，问问自己："这次消费一定要进行吗？""我能否负担得起？""这对改善我的经济状况有帮助吗？"

你的每一个有效的小行动，都会帮助你变得更好！

# 健康压力应对篇

## ⑬ 睡眠节奏紊乱，失眠、睡不好，该怎么调节？

疫情后，很多人出现了不同程度的睡眠问题，《2022中国国民健康睡眠白皮书》调查数据显示，3/4的受访者曾有睡眠困扰。如果你的睡眠问题不是由于身体疾病或精神障碍引起的，可以通过一些自助练习改善睡眠状况。

❶进行觉察与接纳练习。通过正念觉察的练习，观察当自己睡不好的时候，在想什么，有什么感受。不需要耗费精力与这些症状对抗，睡眠是身体的自然反应，告诉自己："我此刻就是很焦虑。""当下睡不着也没关系。"当你接纳了这些不舒适，主观上的"不舒适感"反而会减轻。

❷认知转变，与自我对话。大多数的失眠是由心理或精神压力引起的，比如生活事件引起的负面情绪体验，或是对失眠本身的恐惧，很多人因为担心失眠而导致失眠。你可以通过认知调整，帮助自己减轻对失眠的负面认知。自我对话练习如下：

◆ "我虽然睡眠时间不长，但第二天还是精神饱满。"

◆ "短时间的失眠，不会影响到我的日常生活。"

◆"既然现在不想睡，那刚好可以看看新买的书。"

❸寻找例外，复刻"好眠"时刻。思考一下："什么时候，我的睡眠状态比较好？当时发生了什么？""当我不害怕失眠的时候，通常在做些什么？"梳理那些对自己睡眠有帮助的事情或方法。

❹养成良好的睡眠习惯，维持自己的睡眠规律。大多数时间，不要随意打乱自己的生物钟。

◆创造舒适的睡眠环境。让房间保持干净整洁，维持适宜的温度、光线、声音；不在床上做与睡眠无关的事，如吃东西、玩手机等；晚上不饮用提神饮料，睡前不大量饮水。

◆进行适量的有氧运动。如：30分钟的慢跑、瑜伽，根据自己的情况进行安排，无运动基础者不宜一开始就进行高强度的运动，睡前1小时内不宜进行运动。

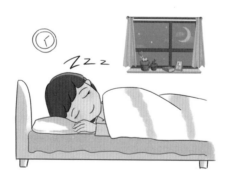

◆松弛紧张神经。如睡前可以泡个脚、洗个热水澡，或听听轻音乐。

❺进行放松练习。睡前可以进行10分钟的放松训练：腹

式呼吸放松或渐进式肌肉放松，你可以选择自己比较习惯的方式。记住，多加练习能帮助我们更快地进入放松状态。

❻全然投入当下的事情中。不管是工作、学习还是休闲娱乐，白天积极地投入其中，在具体的事情中体验意义感。专注于当下的生活，能减少我们的负面情绪体验。

## ⒕ 总是控制不住消毒、洗手，担心感染怎么办？

反复消毒、洗手，代表你对自己的健康非常重视，这也是保护自己的一种方式！对于未来的过度担忧是焦虑的表现，我们可以通过以下练习进行调整。

❶描述情绪练习。当你在进行洗手、消毒的时候，你有什么情绪体验？当你想抗拒这种行为时，你有什么样的感受和想法？观察和描述自己当下的情绪与想法，不用与之对抗。如：害怕自己感染，感到很焦虑，洗手、消毒能够保护自己。

❷挑战引发焦虑的念头。

◆区分我们担心的问题是"可以解决的"还是"不能解决的"。比如，"我会感染吗？"是无法解决的，但"我可以预防吗？"是可以解决的，多关注那些可以解决的问题。

◆如果我们担心的问题很可能发生，思考"我可以做些什么来应对它？"比如，查阅专业医疗机构发布的指引，家中备好常用药，合理摄入一些富含维生素的蔬果等。

❸寻找例外。通过自我对话练习，帮助自己找到"成功应对"的经验，这些有效的应对方式，将成为我们处理问题的方法！

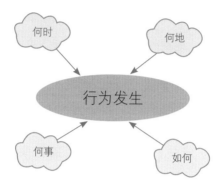

❹行为消退训练。在日常生活中通过循序渐进的行为训练，帮助自己减少消毒、洗手的次数。

◆设定行为改变目标。比如原来每半个小时消毒1次，现在，我们给自己设定的目标是接下来3天里至少间隔1个小时，才消毒；

◆设置"障碍物"。如在手上戴一个橡皮筋，当控住不住想要消毒或洗手时，轻轻地弹自己一下。

◆自我奖励。当自己3天的小目标达成了，可以给自己准备一个礼物，一顿大餐……

❺放松训练。当控制不住想消毒或洗手时，可以闭上眼睛，心里默数10个数，让身体暂停一下；进行3~5分钟的呼吸放松练习，将注意力从"想要消毒或洗手"的想法转移到呼吸上，等这个念头慢慢消退时，再投入到自己要做的事情上。

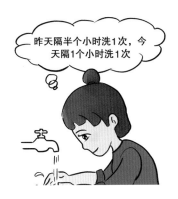

昨天隔半个小时洗1次，今天隔1个小时洗1次

### 15 自己或家人有基础疾病，对健康感到担忧，该怎么调节？

很多有基础疾病的人，对自己的健康会更加关注，病毒直接威胁到了健康，这个时候感到担忧是很正常的。

❶正念减压练习。可以花10分钟时间，觉察当下你有什么想法，有何感受，那些让你不舒服的体验是什么，允许它们的存在，不带批判地观察它们。如"身边好多人都感染了，我也很危险"。

❷进行正向思维练习。

◆基于事实，判定自己的担忧是否合理（如发病率、死亡率、治愈率、治疗方法、新药物等）。

◆关注生活中积极的部分。回忆自己或家人以前生病的时候你是怎么应对的，这个经验是你重要的资源。

◆进行积极的自我对话。如"只要做好防护措施，我还是比较安全的""即使我生病了，也会有家人陪我一起面对"。

❸科学认知。通过官方渠道获取信息，防止"信息超载"。控制自己每天接收有关信息的时间不超过30分钟，在睡前不宜过分关注相关信息。

❹保持健康的生活作息。维持健康规律的生活习惯，尽量保持生活的稳定性；每天进行适度的体育锻炼，根据身体情况可选择一些有氧运动，如慢跑、瑜伽等；保证充足的休息，早睡早起，适当午休；外出时认真做好防护工作。

❺积极的行动。在生活中，做一些确定的、能让自己感到安心的事情，帮助我们提升自我的控制感。如家中备好常用药物；整理家附近医院的相关信息；与家人共同进行一些活动，如打扫房间、做一顿丰盛的晚餐；保持兴趣爱好，如画画、唱歌、做某项运动等。

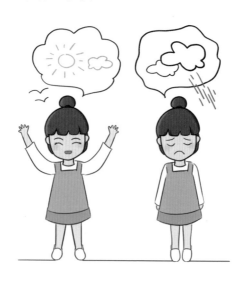

青少年压力应对篇

**16** 上网课后沉迷网络不能自拔，影响了学习，该怎么办？

过度沉迷网络是压力的一种表现，可以从以下方面做出调整。

❶ 辨识原因，觉察自我需求。可以通过自我对话的方式，帮助自己探索无法离开网络的原因：

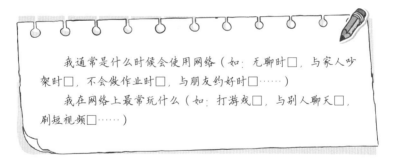

我通常是什么时候会使用网络（如：无聊时□，与家人吵架时□，不会做作业时□，与朋友约好时□……）

我在网络上最常玩什么（如：打游戏□，与别人聊天□，刷短视频□……）

我们要解决的是内心未被满足的心理需求这一问题。如我是通过打游戏获得成就感，那我要做的是在现实生活中通过做其他事情，增加自己的成就感。

❷ 自我接纳，与问题分离。通过问题外化练习，把自己与过度使用网络这一问题分开：我们需要解决的是过度使用网

络这一问题，而非去解决"我们自己"，以抽离的视角看待问题，我们能够更加接纳当下的状态，集中精力思考解决方案。

❸认知转变，寻找例外。思考："什么时候，沉迷网络比较少发生？""当问题发生的时候，我曾经采取过什么方法，帮助自己成功地应对问题？"

进行自我对话练习，如"我某些时候是可以做到不沉迷网络的""当沉迷的时候，我有办法能让自己离开网络"……

❹设定目标与行动计划。根据当下的状态，设定改变的目标并制订计划。比如说，现在我每天使用网络的时间是5小时，我可以这样做：

| 改变的目标 | 行动计划 |
| --- | --- |
| 接下来的一周内每天使用网络不超过3小时 …… | 邀请家人监督，到时间了关闭电子产品每天练习15分钟腹式呼吸放松 …… |

❺寻找替代性活动。你最希望通过网络获得什么，可以看看在生活中什么"改变"能让你获得同样的感觉。如果你总是在无聊的时候上网打发时间，当你的生活变得有目标了，自然就会减少上网的时间。找到这个目标，去践行它，比如培养一项兴趣爱好，认识一些新的朋友等。

## 17 疫情期间学习落下了不少，感到压力很大，怎么办？

对学业的担心其实是担心自己跟不上进度，这说明我们在学习上还是有一颗上进的心！我们可以通过以下练习来缓解学习压力。

❶觉察想法，调整认知。觉察那些引发你学习焦虑的想法，如"父母对自己期望太高""过于追求完美""过度放大学习跟不上的后果""制订的目标太高"……针对引发我们焦虑的想法，转换视角去看待它。

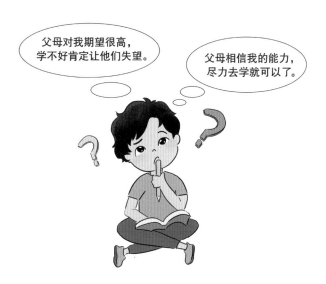

父母对我期望很高，学不好肯定让他们失望。

父母相信我的能力，尽力去学就可以了。

❷从成长的视角看问题。学习落下了对返校后的我们来说是一个挑战。如果成功战胜了这个挑战，我们的时间管理能

力、挫折应对能力都会有所提升，那将让我们成长。

❸进行时间管理。罗列你的待办清单，制订日程表，明确的规划能够让我们知道自己当下要做什么！如果有些时候你无法按照计划来执行，也没关系，我们允许自己有时候没有做到，可以看看是什么原因并适当调整自己的计划。

| 时间 | 具体安排 | 是否完成 |
|---|---|---|
| 9：00—10：00 | 背诵英语第二单元单词 | ☐ |
| 10：00—11：00 | 看课外书、画画 | ☐ |
| 11：00—12：00 | 做数学题 | ☐ |
| 12：00—13：00 | 吃饭、玩手机 | ☐ |
| 13：00—14：00 | 午休 | ☐ |
| …… | …… | ☐ |

❹采取确定的行动。将注意力转移到生活中确定的事情上去，罗列那些对缓解情绪有帮助的事情，去行动！如：每天进行30分钟的运动、与父母进行15分钟的交流、完成待办清单上的任务等。

❺放松训练：蝴蝶拥抱。感到有压力时，进行3分钟的蝴蝶拥抱训练，体会身体慢慢放松的感觉。当你的不舒适感减轻了，我们再回到自己要做的事情上。

**18** 孩子总是抱怨压力很大，我该怎么帮助他 / 她？

有压力的时候，孩子希望得到家长的更多关注是很正常的，孩子频繁抱怨压力大，这是孩子发出的一个需要帮助的信号。面对孩子的求助，家长可以这样做：

❶正念觉察，认知重构。当孩子向你抱怨时，你是什么感觉呢？你可以进行几分钟的正念呼吸练习，去觉察这些念头，如"这点小事怎么会有压力呢？""孩子抗压能力太差"，接受此刻你存在的想法。

通过自我对话的方式，寻找新的认知："我的这种想法，对解决孩子的问题有帮助吗？""解决了这个问题后，孩子的抗压能力会有所提升！"

❷积极倾听。设想一下，如果你想倾诉，你希望你的听众是什么反应？我们希望对方对自己是包容的、接纳的、不批判的，请以这样的态度听孩子说。切记，你的忽视或批判的反应，会给孩子带来新的压力！

> **温馨小提示**
>
> 每天花15分钟倾听孩子诉说，带着好奇心倾听孩子说什么，过程中不做评判！

❸有质量的陪伴。如果孩子与你同住，每天与孩子共同进行一些活动，如亲子运动、共同整理房间、一起制作美食

等。在与孩子互动的过程中，放下手机，将关注点放在孩子身上！

如果孩子暂时不在身边，可以每天通过电话、视频的方式，与孩子沟通10分钟，表达你的关心；也可以请孩子的同住人多关注孩子的情况，陪伴孩子进行一些活动。

❹积极关注。对孩子日常中一些做得好的地方给予及时的反馈，例如：他帮忙做了一件事，表示感谢；他今天做作业的效率提高了，表示肯定。通过一些积极的反馈，向孩子传递："你做得不错。"引导孩子去关注自己身上积极的部分。

❺共同探讨解决方案。与孩子共同探讨如何应对压力，引导孩子自己找出应对的策略，过程中适当给一些建议；如果孩子年龄比较小，家长可以给出一些具体的指导。

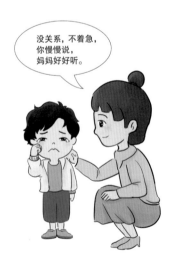

没关系，不着急，你慢慢说，妈妈好好听。

## 特殊群体压力应对篇

### 19 老年人如何减轻对疾病的恐慌?

老年人的身体功能正在经历退化,本能上对健康更加关注。疫情防控调整后担心患病,这是对于威胁的正常反应,但过度的担忧就会带来压力。如果你或身边的家人正在经历这种恐慌,可从以下几个方面进行调整:

❶觉察与接纳练习。进行描述情绪练习:"你是如何看待自己对疾病的恐慌的?""当你对疾病感到恐慌时,身体会发生什么变化?你会做些什么?""这对你之后有什么影响吗?"对以上问题的思考进行详细的描述,接纳当下真实的感受。

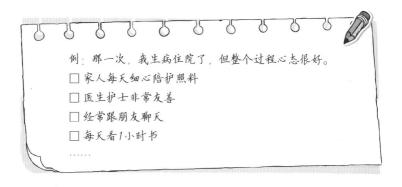

例:那一次,我生病住院了,但整个过程心态很好。
☐ 家人每天细心陪护照料
☐ 医生护士非常友善
☐ 经常跟朋友聊天
☐ 每天看1小时书
......

❷重写你的生命故事。尽管现在面临一些挑战，但你的人生阅历能够为你提供应对的方法！回想一下你曾经成功应对"威胁"的时刻。

❸与家人保持联络。如果与家人同住，可以每天与家人聊聊天，一起进行一些活动，如逛公园、饭后散步等。如果你未与家人同住，可每天通过电话、视频、文字信息等方式保持联络。

❹采取积极的行动。将注意力转移到生活中具体的事情上，通过积极的行动减轻对不确定的担忧。如通过官方渠道了解病毒防护、治疗以及心理保健相关的知识；在医生的指导下备好家中常用药物；与伙伴们组成团队，开展一些兴趣活动，如跳广场舞、打拳、下棋、唱歌等。

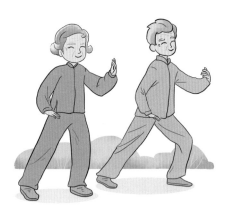

## ⓴ 医护人员如何进行心理调适？

疫情出现以来，医护人员奋战在一线，直面威胁，肩负着责任与压力。防控调整后，医护人员短期内面临着工作量暴增的考验，有些医护人员甚至带病坚守岗位。作为人民健康的"维护者"，可以从以下方面助力自己维持心理健康。

❶觉察情绪，接纳变化。进行正念减压练习，觉察当下的感受、想法，不带评判地与之共处。

❷认知重评，建立新的视角。在工作中时常需要面对"冲突""死亡"，长期处于这些无法被消除的"压力源"下，也更容易产生心理问题。你可以练习从积极的视角，去重新看待给你带来压力的事情。

例："病人排队太久，在大喊大闹。"

积极的视角："他现在不舒服，有情绪是因为想快点看病，并不是针对我。"

❸肯定自己的职业价值。回顾自己在工作中切实做出的事情，对自己的专业能力、工作中的付出给予肯定。看到自己的职业价值，医务人员在此次疫情中的付出是毋庸置疑的！

❹科学防护，健康生活。在工作中做好岗位及日常防护措施，避免职业暴露；合理安排生活，健康饮食，规律作息，值夜班后第二天确保充足的睡眠；每天适量运动，上班休息间隙做一些身体的伸展。

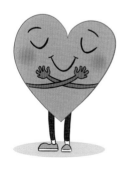

❺自我关怀，创造幸福时刻。罗列能让自己感受到被安抚的活动，在

压力到来时使用，如果感觉变好了，可在后面打"√"。

| 自我关怀事项清单（例） | |
| --- | --- |
| 给自己买一件礼物 | ☐ |
| 与朋友聚会 | ☐ |
| 与家人外出旅游 | ☐ |
| 去爬山，亲近大自然 | ☐ |

❻发展积极的社会支持系统。积极的社会支持能够减轻压力下的"不确定感"。每天跟能给你提供支持的人进行交流，如家人、好友、同事等，一起进行一些活动，在交往中体会那种愉悦、被支持的感觉！

## 21 教师如何维护自己的身心健康？

教师因其职业的特殊性，面对教学工作、行政杂事、班级事务、人际关系、社会评价等多方面的压力，作为育人者，维护好自己的身心健康尤为重要。

❶正念减压练习，觉察、承认与接纳情绪。觉察：当我有情绪的时候，我的内在正在发生什么？承认：此刻我的一些期待未被满足，我为此感到痛苦。接纳：我的渴望和期待没有错，期待落空，我有情绪很正常。

❷认知转变，发掘积极的力量。你的压力，源于期望未被满足！通过探索内在的期望练习，帮助自己发掘积极的力量。

| 事件 | 管理班级过程中，同学们不配合，吵吵闹闹，屡教不改 |
| --- | --- |
| 感受 | 生气、挫败、无力感、担心、焦虑 |
| 观点 | 我为孩子们花了这么多心思，但他们就是不配合<br>班级纪律好、氛围好，学习才能提上去<br>我们班孩子应该是优秀的、遵守纪律的，至少是不掉队的 |
| 期待 | 我自己是个优秀的教师<br>孩子能够理解教师的苦心<br>我和孩子被社会认可和接纳 |
| 渴望 | 被理解、被接纳、被认可、被欣赏 |

❸寻找自我价值感。当你对自我产生怀疑的时候，可以进行自我价值认同练习，学会关爱、欣赏自己，让自己变得更加坚定，更有力量。

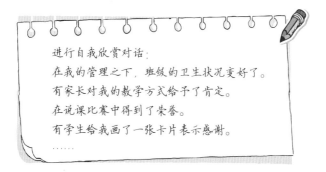

进行自我欣赏对话：
在我的管理之下，班级的卫生状况变好了。
有家长对我的教学方式给予了肯定。
在说课比赛中得到了荣誉。
有学生给我画了一张卡片表示感谢。
⋯⋯

❹进行自我关怀。越是忙碌的时候，我们越不能忽略对自己的照顾！每天可以抽出半小时左右的时间，把照顾自己安排进固定的日程。

◆创作自我关怀的话语，将它写下来，难受的时候可以读一读。如："在这件事上我已经尽我所能做到最好了""面对这样的难题，任何人处理起来都不容易"。

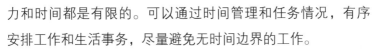

◆做自己喜欢的事，学习自己感兴趣的知识，为自己"充电"等。

❺设立工作的边界。边界对于平衡工作和生活非常重要，我们的注意力和时间都是有限的。可以通过时间管理和任务情况，有序安排工作和生活事务，尽量避免无时间边界的工作。

❻维持支持性的社会交往。每天与家人聊天、每周定期与朋友见面、参加一些团队活动……来自家人、朋友、社会交往或团体的支持，能够让我们的内心更有力量。

## 22 孕产妇如何保持积极心态？

孕产妇处于人生的一个特殊阶段，疫情防控调整后面临着身心的双重压力，这个阶段不仅要做好生理上的保健，更要重视心理健康！

❶接纳情绪，避免过度反应。在这个阶段，一些轻度的生理反应和情绪反应都是正常的。可以每天进行5~10分钟正念减压练习，觉察那些让自己不舒适的想法和感受，告诉自己"我现在有些担忧"，接纳自己的情绪。

❷发掘积极视角：生命的礼物。罗列那些让你感到焦虑、不安、恐惧的想法，问问自己："这种担心或反应有帮助

吗？"若没有帮助，我们再去寻找一些对自己有利的视角：

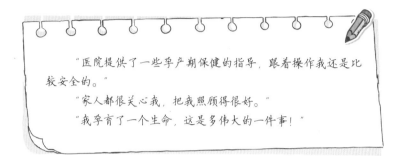

> "医院提供了一些孕产期保健的指导，跟着操作我还是比较安全的。"
> "家人都很关心我，把我照顾得很好。"
> "我孕育了一个生命，这是多伟大的一件事！"

❸维持健康稳定的生活方式。在日常生活中营造舒适、整洁的生活环境；规律作息时间，保证充足的睡眠；保持膳食营养均衡，进行适量的有氧运动；每天花15分钟时间，学习孕产妇保健、育儿等相关知识；按照医生的建议进行产检或护理。

❹安排放松时刻。每天花15分钟的时间，做一些让自己开心、放松的事，如看综艺节目、听轻音乐等。

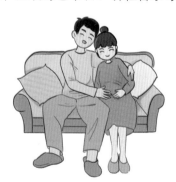

❺寻找支持性的人际陪伴。多跟那些让你感到舒服、能给你提供支持的人交流；每天与家人进行沟通，参与一些家庭

活动；可以向有孩子的家人、好友请教，学习一些经验；跟丈夫诉说你的担忧、焦虑，两人可以每天相伴去散步、聊天，伴侣的理解和支持非常重要！

## 23 如何寻求帮助？

### ☺ 自助策略

每个人都是解决自己问题的"专家"。你可以学习本书中关于管理压力的训练方法，在日常生活中多加练习，这样每当你遇到压力时，就能及时地找到合适的调节方法。

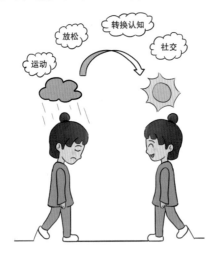

### ☺ 识别与评估：何时需要求助

当你出现以下状态，就可以考虑寻求帮助了：

◆你不舒适的感觉已经持续了一段时间，无法消解。

◆你经历了一些糟糕的事情，如失业、疾病、分手、离异、亲人去世等。

◆你出现了一些攻击性行为，如损毁物品、与他人经常发生冲突等。

◆你曾经患过心理方面的疾病，现在出现不舒服的感觉。

◆你出现了想要伤害自己的想法或行为，如自残、自杀等。

简单来说，当你的状态已经影响到了你正常的生活，通过自己没有办法调节过来时，你就需要寻找帮助了！

### ☺ 向谁求助

你可以跟家人、亲密的好友倾诉，或者向你信任的人求助，必要时可以寻求专业人士的帮助，如心理医生、心理咨询师等。

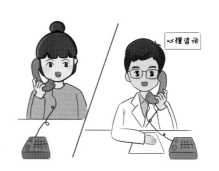

如果你是未成年人，遇到心理方面的问题，建议告知家长或老师，或者找学校心理老师咨询，向你信任的成年人寻求帮助。

你还可以通过官方渠道，了解一些公益心理指导的资源，通过电话、视频、文字信息、面谈等方式寻找帮助。

# 参 考 文 献

拜伦·凯蒂，史蒂芬·米切尔，2009. 一念之转：四句话改变你的人生[M]. 周玲莹，译. 北京：华文出版社.

陈德中，2017. 正念减压的训练[M]. 台北：方智出版社.

戴维·伯恩斯，2016. 伯恩斯新情绪疗法Ⅱ：转化日常不良情绪的有效工具[M]. 李亚萍，译. 北京：中国城市出版社.

龚栩，谢熹瑶，徐蕊，等，2010.抑郁-焦虑-压力量表简体中文版（DASS-21）在中国大学生中的测试报告[J].中国临床心理学杂志，18（04）：443-446.

郭召良，2020. 认知行为疗法进阶[M]. 北京：人民邮电出版社.

华东师范大学心理与认知科学学院本书编写组，2020. 重启生活：疫后心理重建指导[M]. 上海：上海教育出版社.

路斯·哈里斯，2016. ACT，就这么简单！接纳承诺疗法简明实操手册[M]. 祝卓宏，张婍，曹慧，译. 北京：机械工业出版社.

玛莎·林纳涵. 2015. DBT技巧训练手册（第2版）[M]. 江孟蓉，吴茵茵，李佳陵，等，译. 台北：张老师文化.

伊贺列卡拉·修·蓝，卡麦拉·拉斐洛维奇，2020. 内在小孩[M]. 刘滁昭，译. 北京：中国青年出版社.

SEAWARD B L，2008. 压力管理策略[M]. 许燕，译. 北京：中国轻工业出版社.

World Health Organization，2020. Mental health and psychosocial considerations during the COVID-19 outbreak[R]. Genève，Swiss Confederation：World Health Organization.